朝日新書
Asahi Shinsho 948

直観脳

脳科学がつきとめた「ひらめき」「判断力」の強化法

岩立康男

朝日新聞出版

はじめに

人生は決断の連続である。

家を買う決断や、受験する学校を決める、結婚相手を決める、あるいは投資先を決めるなど、決めなくてはいけないことが山ほどあるはずだ。人生の節目とも言えるこれら大きな決断でなくても、毎日の生活もその都度決めなければ先に進めない。どう決めようと、何も変わらないような些細なことでも、結構悩んだりもする。

何かを決めるときに脳のどこが、どのように働いているのか?

そして、何をもとに決めているのか?

一般的に、我々は常に「報酬」と「苦労・リスク」を常にはかりにかけ、報酬を最大限にし、苦労やリスクを最低限にしようとして行動を選択している。報酬と言っても物質的・経済的なものだけとは限らない。承認欲求を満たすものや、人から感謝されること、自分の好奇心を満たすことなど様々である。最新の脳科学では、こういった様々な報酬と、苦労やリスクとのバランスを見極めようとするときに活性化する脳部位が存在することが明らかになった。驚くべきことに、この見極めには非常に広い範囲の脳を使っていたのである。そして、脳を広く使って意思決定する人は、経済的な報酬を最大化できることも明らかにされてきた。

良い意思決定には、広い範囲の脳を使う必要があったのだ。この「脳を広く使う」とはどういったことを指しているのか。これが本書の大きなテーマである。

一方で、今はデータ重視の時代である。何かを決めるときには、それに関連したデータを徹底的に集め、それをもとにして論理的に判断を下すことが求められている。「意思決定」に関する本は数多くあるが、そのほとんどが「論理思考」の方法論と言ってもいいだろう。さらに、ビッグデータから新しい事実が次々と明らかになり、AI（artificial intelligence）を活用した社会基盤が整備されつつある。これによって、私たちはデータの持つ意味を、今まで以上に深く知ることができるようになった。

しかし、実は決めることに関してたいしてデータがない、ということもしばしばである。決めたいことに関してデータが揃っているなら、それは誰が考えても結論は同じ、世の中はどんどん均一化していくことになる。データを分析して、論理的に意思決定をしても、その決定によって差別化され、優位に立ったり不利になったりする可能性はないということになる。

それではどのようにすれば優れた意思決定ができるのであろうか。

重要になるのはその人の個性であり、それはとりもなおさず脳に蓄えられたその人の歴史・記憶ということになる。データを含めた目の前にある情報を検証して論理的に考えたうえで、その結論の妥当性を自分の記憶と照らし合わせて、直観をもとに判断する必要があるのだ。

記憶は脳の広い範囲に収められているので、脳の特定の部位だけ使うのではなく、広い範囲の脳に蓄えられた記憶にアクセスしやすくしなくてはいけないのである。一番難しいのは、ほとんどの記憶が無意識の中にある、という点だ。その記憶どうしが「直観」としてつながる瞬間こそが、優れた意思決定や創造性につながるのである。「脳を広く使う」というお膳立てを尽くしたうえで。

脳を広く使うことの対極にあるのが「集中力」である。集中力が必要な場面はもちろんあるのだが、集中することのマイナス点は、広い範囲の脳に蓄えられた記憶にアクセスしにくくなる点だ。

そして、直観は論理的思考と対立するものと考えられがちであるが、この両者は対立するものではないということも本書の中で強調していく。「直観」とは、脳の広い範囲に蓄えられた記憶をもとにしたものであり、論理的思考を包含し、そのはるか上を行く脳の働きと言ってもいいものだ。そして、それこそがAIの台頭した時代に人間に求められる脳の使い方なのである。

脳の中にはいろいろな機能、本能や感情、論理的な思考、そしてその人なりの経験値や知識が詰め込まれており、直観とは、それらを総合的に結集した無意識の中での判断のことなのである。脳を広く使い、脳の中に蓄えられた全ての記憶を動員し、それらが「どう結びつくか?」で結論は変わってくる。

本書では、直観に基づく決定は脳のどの部位を使って、どのようになされるのかを解説しつつ、脳を広く使うとはどういうことなのかを見ていく。いざ決めるときに、優れた直観力を発揮するための思考法とはどのようなものであろうか。自分が蓄積してきた記憶どうしがこれまでにない結びつき方をすれば、それは世の中に対する新しい解釈であり、未知の創造なのである。

そして、もう一つ重要なことは、直観力を高めるために、普段から脳をどのように使っていったらいいのか、という点だ。優れた直観力を発揮するためには、直観を生む素材となる「脳に広く蓄積された経験に基づく記憶」を豊富にしていくことが重要だからだ。

より優れた意思決定をするために、直観する〝脳力〟について見ていこう。

直観脳

脳科学がつきとめた「ひらめき」「判断力」の強化法

目次

第3章　直観をたぐり寄せる「記憶のネットワーク」　77

第6章 直観力を発揮する 161

第1章　直観を導くメカニズム

直観とは何か？

新しい研究を始める時、あるいは商品開発や新しい事業に着手する時には、常にリスクを伴う。優れた研究成果や大きな収益につながる可能性もあるが、失敗すれば使ったお金は消えてなくなり、貴重な時間も無駄になってしまう。リーダーはその研究や事業を「やる」のか「やらない」のかを決めなくてはならない。

当然ながら、その新しい研究テーマや新事業に関するデータを集めることから始めるだろう。そもそも、それを行うことは可能なのか？　現時点ですでに似たようなことをしている人たちはいるのか？　いたとしたらどんな状況にあるか？　そして事業であれば収支はどのようになりそうか？　などなど、さまざまなデータを集めさせて目の前に並べることになる。しかし当然ながら、それらのデータは全て過去のものであり、その研究や事業を行った先の未来がどうなるかは、誰にもわからない。もちろん、決める人にとっても。

それでは、どのようにして決めているのか？　さまざまな過去のデータを眺めながら思い悩んだ末に、「これはいける」「これは面白い」あるいは「それはダメだ」などの思いが自然と湧き上がってきて決めているのではないだろうか。

その時、実はあなたの脳内では「直観」と呼ぶべきものが働いているはずだ。ここで言う「直観」とは自分の経験知や知識によってもたらされるものを指していて、感覚によって瞬時に判断する場合に使う「直感」とは違うものであることを注意してほしい。


直観という言葉は、論理とは対立する言葉として捉えられ、非論理的、非科学的、というレッテルを貼られることが多く、一般的には説得力に乏しいとみなされがちだ。

しかし、本当にそうであろうか？　果たして直観は、非論理的なものなのだろうか。

「論理的」というのは、データや根拠を示して理由を説明できるということだ。しかし、こういった調査結果が出ているから、あるいはデータ上この数値がこのように変化しているから、などで決められれば苦労はない。考えてみれば過去のデータがないからこそ、新しい研究、新しい事業と言われるのではないだろうか。

多くの場合、脳はデータを読んで直接そこから決める、という形では働かない。実は、言葉にできない新旧さまざまな記憶と新たに得られた情報（データ）をつなぎ合わせて、無意識の中で思考して判断しているのである。

この「無意識の中での思考」は神経科学の大きなテーマであり研究途上であると言えるが、1983年のリベットらの有名な研究結果（49ページのコラム参照）以降、多くの研究者が確認してきた。身体を動かそうという意識下での決断より前に、無意識の世界での神経活動があり、それがある閾値《いきち》を超えた時に意識され「自由意志」による決断として浮かび上がってくる。

人間の脳は、無意識の中で多くの活動、思考をしているのである。

後ほど詳しく説明するが、記憶の中には「言葉として蓄える」記憶と「言葉にしにくい」記憶がある。試験などで活躍するのが前者であり、「物忘れ」という時にはほとんどの場合、これを指している。一般的に論理的と言われる決定は、この言葉で表現された記憶をもとになされたものである。

一方で、いろいろな世の中の出来事の持つ意味合いを理解して脳の中に蓄えていくことは、言葉として取り出しにくい記憶である。そして、記憶の量として圧倒的に多いのが、この「言葉にしにくい記憶」なのである。こういった記憶の多くは無意識の中に蓄えられ、年を重ねるごとに増えていき、失われる部分が少ないことが明らかとなっている。いわゆる〝年の功〟、あるいは〝経験値〟と言われるものだ。

直観とは無意識の中に蓄えられた記憶・経験値から、無意識の中で思考して生まれてくるもので、根拠のないいい加減なものなどではない。むしろ直観こそが、脳内の膨大な記憶に基づいた「最も論理的な」意思決定と言っても良いだろう。そして、全ての経験値を活用するために、脳の一部ではなく、脳を広く使うことが、優れた直観に結びつくのである。

直観は「無意識のうちに」生まれてくるために、我々がその過程を意識的にコントロールすることは難しい。だが、脳を広く使うお膳立てをすることによって、より良い直観を得る可能性を高めることはできる。

私たちは、より良い直観を得るためにどんな努力を重ねていけば良いのか。そのための習慣やコツについては後述していく。

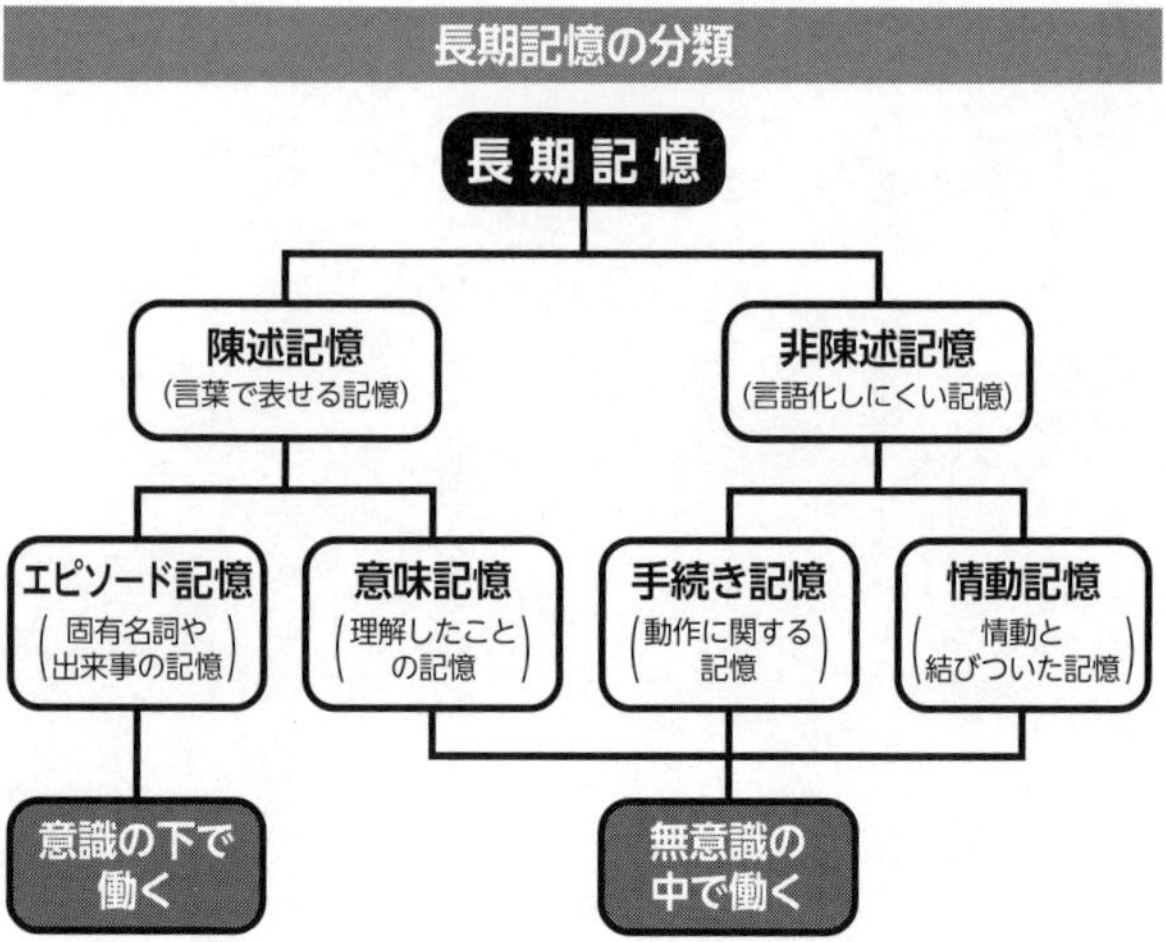

無意識の中に蓄積された記憶

直観の発動には、無意識の中の記憶が重要であると述べてきた。この「無意識の中の記憶」とはいったい何だろうか？

長期記憶には4つの種類があるのだが、大きく2つに分けられる。「陳述記憶」と「非陳述記憶」である（図）。陳述記憶は言葉で表すことのできる記憶、非陳述記憶は言葉にしにくい記憶とされている。

非陳述記憶には「手続き記憶」と「情動記憶」があり、いずれもその記憶が発動する時に、我々はそれを意識しない。

手続き記憶の例としては、歩く時の身体の使い方、言葉を発する時の口や舌の使い方など、運動の巧緻《こうち》性を含めた身体の使い方に関する記憶である。この記憶は、大脳基底核という脳深部にある神経細胞の集まった部位と小脳に保存されており、意識されることはなくても無意識の中で働いている。

一方、情動記憶は、ある特定の出来事や人、もの、音、匂いなどが恐怖や喜びなどの情動と結びつくようになった記憶であり、これも無意識の中で発動し、人の好みや性格、考え方などに強く影響するようになる。何かを決める時の優先事項である「好み」は無意識の中の情動記憶が関わっている。この情動記憶は、古典的には、扁桃体にあるとされてきた。この扁桃体が記憶の獲得に必要な「海馬《かいば》」と言われる場所に隣接している点は、情動に関連した情報が記憶に残りやすい点を説明してくれる（次ページの図）。ところが最近の脳科学の研究から、扁桃体の重要性が誤っているわけではないのだが、情動記憶の形成にはより広い脳領域が関係していることがわかってきたのである。つまり、情動記憶も次に示すエピソード記憶や意味記憶と結びついて、脳全体に保管されていると考えられるようになったのだ。

脳の内部構造の透視図

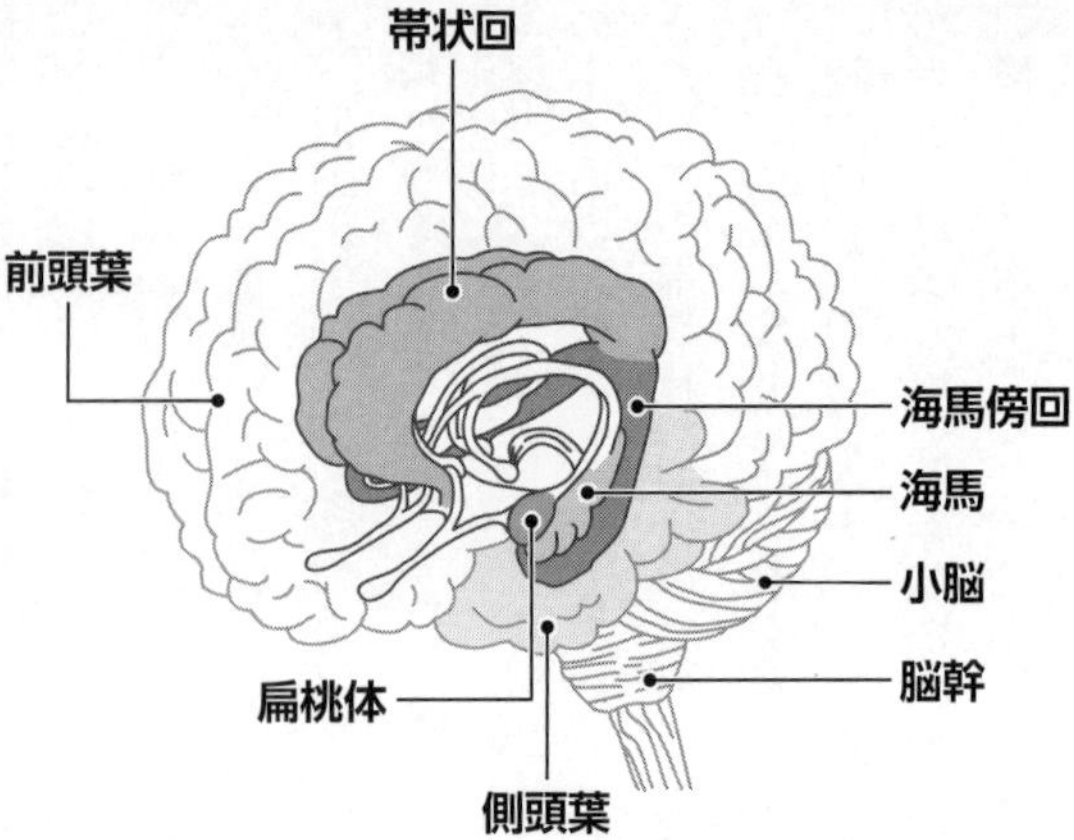

陳述記憶には「エピソード記憶」と「意味記憶」があり、エピソード記憶は、人の名前や予定、過去の出来事のように、時と場所が特定された記憶である。意味記憶は「1年は365日ある」「冬の次には春が来る」といったように、理解した内容に関する記憶のことであり、それを得た時と場所の情報は伴わない。この2つの記憶は、ともに側頭葉を中心とした大脳皮質全体に保管されている。

意味記憶は直観を引き出す重要な要素なので、もう少し詳しく説明しよう。意味記憶は「物事の意味を理解した記憶」のことであり、形を成さない「概念」のようなものである。これは通常、言葉にできる記憶に分類されるが、そう簡単に言葉に表せないものが多い。同じ陳述記憶に含まれているが、エピソード記憶が「言語による記憶」なのに対し、意味記憶はあくまでも「理解したことの記憶」なのである。言語による記憶、特に固有名詞などは個々に脈絡が少ないために忘れやすいが、理解したことの記憶は他の記憶と結びついてネットワークを作っているため忘れにくい。直観を生み出す無意識の中の膨大な記憶のネットワークとは、この意味記憶のことである。意味記憶は、その一部を言語化して表現することも可能であるが、その全貌は無意識の中にあって、無意識の中で働いているのである。

例えば、自動車の運転の上達などが挙げられる。経験を重ねることによって、全く同じような状況の再現は起こらなくても、似たような状況において「どのように対応すれば、どうなるか」が理解・記憶されており、より安全で的確な運転ができるようになってくる。こういった運転技術の進歩を言葉で説明することは難しい。それは、ハンドルを回すとかブレーキを踏むといった動作の記憶ではなく、状況を理解し、そこで最適な対応を脳の中で構築するための経験値の記憶のことである。

別の例を挙げるなら、「分数の計算」などはいい例であろう。「分母を揃える」などの考え方は、その原理を一度理解してしまえば忘れることはない。そして、小数などの考え方とも結びついて、脳の中でネットワークが広がり、その人の「数の概念」は飛躍的に豊かになっていく。これなども、先ほどの車の運転と同様に言葉での説明は不可能ではないものの、その意味合いを理解しているかどうかが重要であり、その意味をまだ理解していない人に言葉で伝えることは容易ではない。

つまり、意味記憶においては、言葉にできるかどうかよりも、その意味合いを経験的に理解していることが重要となるのである。歳を重ねればこういった知識が若いころよりも圧倒的に多くなり、意識されることがなくても私たちの行動を導いている。

これを、「知識」あるいは「知恵」と言ってもいいだろう。人生観、世界観といったことも、そのかなりの部分を意味記憶が作っており、直観を生み出すのも意味記憶のネットワークがどのように結びついたかが重要になるわけだ。

そして、この意味記憶は無意識の中にしまい込まれているため、自由自在に取り出すことは難しい。その時の気分や、体調、脳がどのように働いているかといった要素の総和として、意味記憶どうしに新しい結びつきが生まれて、直観という形で「降りてくる」のである。この意味記憶の結びつき方を、意識的に誘導する手立てを探すことが本書の目的である。

前頭前野が脳全体を結びつける

直観のもとになるのは、試験の答えを書くときに求められるような「言語化できるエピソード記憶」だけではなく、むしろ「無意識の中にあって、言語化しにくい意味記憶」が中心となっていることをお話ししてきた。

意味記憶を広く結びつけることによって、つまりより多くの経験知を動員することによって、質の高い意思決定ができるようになる。質の高い意思決定とは、「報酬」と「苦労・リスク」とを比較して、報酬を最大限にし、苦労やリスクを最低限にするための行動選択である。とはいっても、これら報酬、苦労、リスクは言語化や数値化されているわけではなく、経験知として広い範囲の脳に収められているので、優れた意思決定には脳全体を結びつける回路・ネットワークが必要になるわけだ。

この時に重要な働きをするのが、前頭前野と言われる部位である（図）。

これは前頭葉の中でも、運動野と呼ばれる四肢の運動を司《つかさど》る部位のさらに前方部分を指している。この領域は、上記のような報酬を最大化しリスクを最低限にするための意思決定をする際に、決定的に重要となる部分であり、過去に蓄積した多くの経験値を的確に比較検討するために働いている。

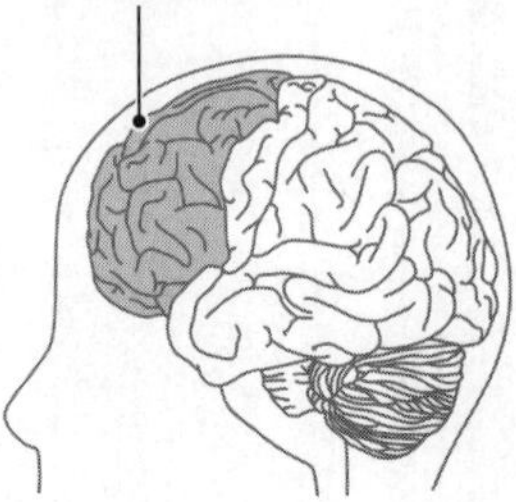

脳内に広く蓄えられた意味記憶を結びつけるときには、広範囲の脳領域を結びつける長い神経線維が必要となる。前頭前野から送られる長い神経線維によって、蓄積された意味記憶を参照しながら、将来得られるであろう報酬とその行動に伴う苦労やリスクをはかりにかけているわけである。

この前頭前野は、多くの脳部位と結びついた「ハブ空港」のような存在であると言ってもいいだろう。その複雑な線維連絡ゆえに、脳の中でも最も遅く成熟する部位であり、

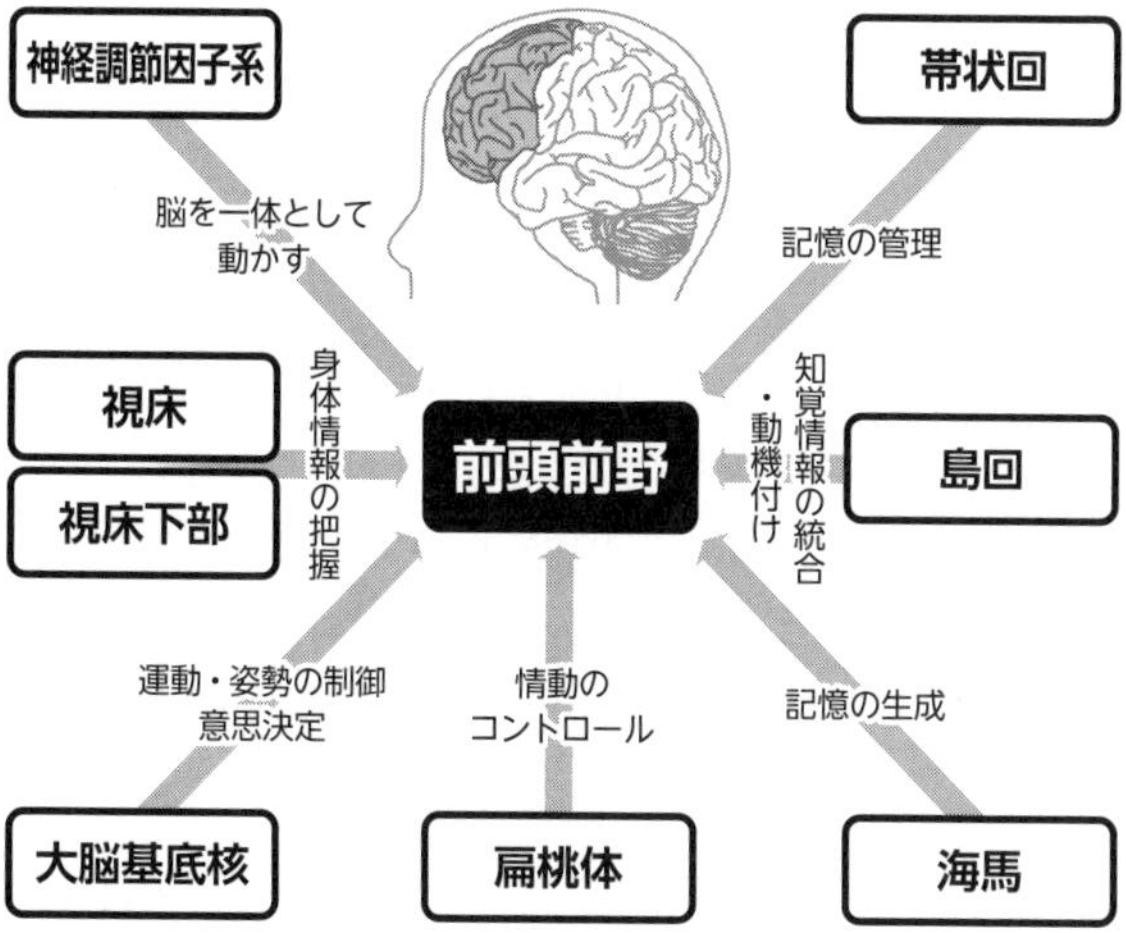

また逆に最も早期に老化が現れる部位としても知られている。

その前頭前野の路線図を使って、脳の働きを概観してみよう（図）。

まず、前頭前野は記憶の中枢である海馬と強く結びついて記憶の管理を行っている。直近の記憶は主に海馬で保存されているが、時間的に離れた過去の記憶（長期記憶）の内容（content）に関しては、大脳皮質全体に保存されており、前頭前野内側部がその管理を行っている。すなわち、すでにある記憶どうしの関連性を見極めて、そこに現在の情報を落とし込んでいく作業を行っていると考えられているのだ。

つまり、前頭前野は、記憶どうしの関連性（context）に関わる中枢なのである。これには、次章で詳しく説明する「分散系」と呼ばれるシステムの中核をなす帯状回の長い神経線維が、前頭前野と他の広範な大脳皮質を結びつけていることが背景となっている。前頭前野はこの分散系を介して、膨大な意味記憶の編集と管理、つまりどの記憶とどの記憶が結びつくかを無意識の中で検索する役割を担っているのである。

そして、海馬の近くにあって情動の中枢となっている扁桃体とも結びつき、情動をコントロールしている。基本的には、前頭前野は恐怖や怒りといったネガティブな情動を抑え込む方向に働き、これによって社会的・自己抑制的な行動を取ることが可能になる。

前頭前野は、視床と呼ばれる身体のあらゆる知覚情報の集まる部位との線維連絡のほか、視床下部という内臓を動かす中枢とも結びついており、身体情報を常に把握している部位とも言える。

こういった身体情報の統一的な把握は、常に運動と連動している。視床に隣接した大脳基底核と呼ばれる部位が、運動の制御を行うと同時に前頭前野を含む大脳皮質と広く結びつくことで、認知機能や、知覚情報に基づいて目標を定めて行動を起こすという「意思決定」に重要な役割を果たしている。

また、知覚情報のうち特に重要と思われる情報は、島回と呼ばれる部位で統合され、知覚の種類を超えて評価され、次の行動に生かされていく。同時に、島回は味覚に関する情報を統合する中枢としても知られている。前頭前野には、あらゆる知覚刺激に関して高次な処理を受けた後の情報が集まっていると言えるだろう。

最後に強調しておきたいのは、前頭前野はノルアドレナリン、ドーパミンやセロトニンといった神経調節因子を生み出す部位（脳幹や前頭葉底面の神経核）とも強い連絡があるという点である。これらの因子は、覚醒度を上げたり、やる気を出したりといった気分変化のように、脳全体に働きかける必要のある状況で働くもので、前頭前野が脳の広い範囲と神経線維で結びついていることを活用しているわけだ。

前頭前野は、驚くほど多彩で豊富なネットワークを持っていたのである。こうしたネットワークによって前頭前野は、複雑な認知機能に基づいた行動計画や未来の予測、さらには衝動の抑制など人格と言われているものに大きな影響を与え、人間の高次元な活動を支えているのである。

「好き」をもたらす記憶のネットワーク

物事を決める時に、直観と共に重要な要素となるのが「好み」である。これはいろいろな面でのその人の嗜好《しこう》のことで、何かを決める時には決定的な影響を与える。

判断を左右する「好み」は何をもとに、どのようにして生まれてくるのだろうか。

食事のメニューを決める時には、その人の好みで大まかな候補が絞られ、その時の体調や気候、この数日で食べたものなども加味して、「今日はこれを食べよう」と決めることになる。服の好みも人によって全く異なるものであり、どうしても同じ傾向の服を買ってしまいがちだ。

異性の好みも大きく違う。どんな容姿で、どんな性格の異性に惹かれるのか、なぜ自分はその人を好きになったのか、明確に答えられる人はいないであろう。もちろん、後付けでの説明はできる。優しい性格だった、笑顔が素敵だった、スポーツや音楽に打ち込む姿にあこがれた、お金持ちだった、などなど。

しかし実は、その人に決めた最大の理由も、直観と同様に無意識の中の記憶にある。異性に対する好みであれば、その人といる時、その人の顔を見ている時に自分の記憶の中でつながる「快」の情動こそが決めたのである。これは「情動記憶」と呼ばれるもので、日々遭遇する出来事が、どんな情動と結びつきやすいかを決めるものである。

なぜ、その好みになったのか、その人自身が正確に説明することは難しいだろう。説明とは言語化であり、大部分の記憶は無意識の中にあって言語化できないものだからだ。今まで生きてきた中で経験した全ての現象、出会った全ての人との関わり合いの記憶が無意識の中で膨大な意味のネットワークを形成し、それが情動と結びつくことによってその人の「好み」が創り上げられるわけだ。それぞれの記憶がどのような情動と結びつくかは、本人にもコントロールできない。

また「好み」の中には、「嫌い」も含まれる。誰しも「特に理由はないけれど、これは嫌いだな」というものが存在するはずだ。実はこれも、「記憶」が創り上げている。先ほどの「好き」とは逆に、その対象が脳に蓄積された膨大な記憶のうち「恐怖」や「悔しさ」といった「不快」な情動とつながれば、その理由は意識できないけれど嫌いという思いが湧き上がってくるのである。情動記憶は、無意識の中でいろいろな記憶ともつながりながら大きなネットワークを形成し、今のその人の脳の働き方に影響している。「好き」と「嫌い」は共に、その人の過去の経験値が作り出しているわけだ。無意識の中に蓄えられた記憶は、その多くが情動と結びついている。「気持ちのいい風景」「おいしい料理」「きれいな花」といったように、いずれも経験した時に動いた情動がセットで記憶されている。むしろ情動と結びつかないニュートラルな情報の方が少ないと言ってもいいだろう。

「好き」の情動は人を強く動かす。恋愛で好きな相手を求める気持ちは、多くの人が実感するところであろう。また、好きなタレントやミュージシャンがいれば、それが時に生きる支えともなり、その人をもっと見たいという強い欲求へと向かわせる。人気アイドルのコンサート・チケットが即完売してしまう現象からも、その熱量の高さがうかがえる。

一般的に、喜びや嗜好をもたらしているのは、主に「報酬系」と呼ばれる脳部位であり、側坐核《そくざかく》がその中心であると考えられてきた。脳幹に存在する「腹側被蓋野《ふくそくひがいや》」で作られたドーパミンがこの側坐核を刺激すると喜びとして感じられ、その行動を何度でもとりたくなるのである。このとき、その対象を好きになることと、その行動を欲することは脳の同じ領域によって動かされていると理解されていた。しかし近年、ミシガン大学のケント・バーリッジらの研究から、この両者は別の回路でコントロールされていることが示されたのである。

「好き」をもたらすのは前頭前野底面の「前頭前野眼窩面《がんかめん》」と呼ばれる部分であり、そのすぐ近くに「欲しい」をもたらす側坐核が存在している(図)。報酬系には側坐核だけでなく、前頭前野眼窩面なども加えたより広い範囲の脳領域が含まれることがわかってきたのだ。喜びをもたらす前頭前野眼窩面と、膨大な意味記憶が結びついて、その人の「好き」の思いが形成される。

そして逆に、報酬系は対象を避けたり逃げたりする行動も司っていることが明らかとなった。側坐核が、嫌いなものに対しては「欲しい」の反対の行動である回避行動を取

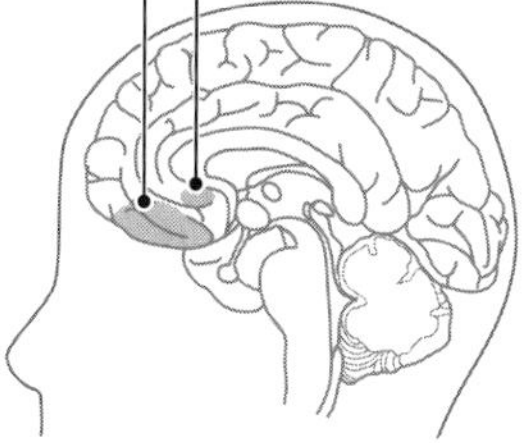

らせるのである。

このように、「好き」と「欲しい」がそれぞれ別の回路によってもたらされていることが明らかとなったのは、近年の脳科学の大きな進歩と言ってもいいだろう。私たちは脳を広く使って、さまざまな要素を天秤にかけたうえで行動を選択する。「好き」「嫌い」といった情動は一般に、その人の脳の働き方、そしてその人の行動を決めるうえで非常に強い力を持っているわけだ。

脳を広く使って決める

意味記憶は、その多くが情動と結びついており、大脳皮質の広い範囲に蓄積されている。その保存方法はまだはっきりと明らかになっていないが、少なくとも、アルファベット順とか利用される分野別などにきちんと整理されているわけではない。しかし、十分に理解した意味記憶は、他の記憶と共通する部分があり、意味上のネットワークを作っている（図）。

例えば「犬」という言葉の意味に関して、「四足の動物」「かわいい」「わんわんと吠え

意味上のネットワーク

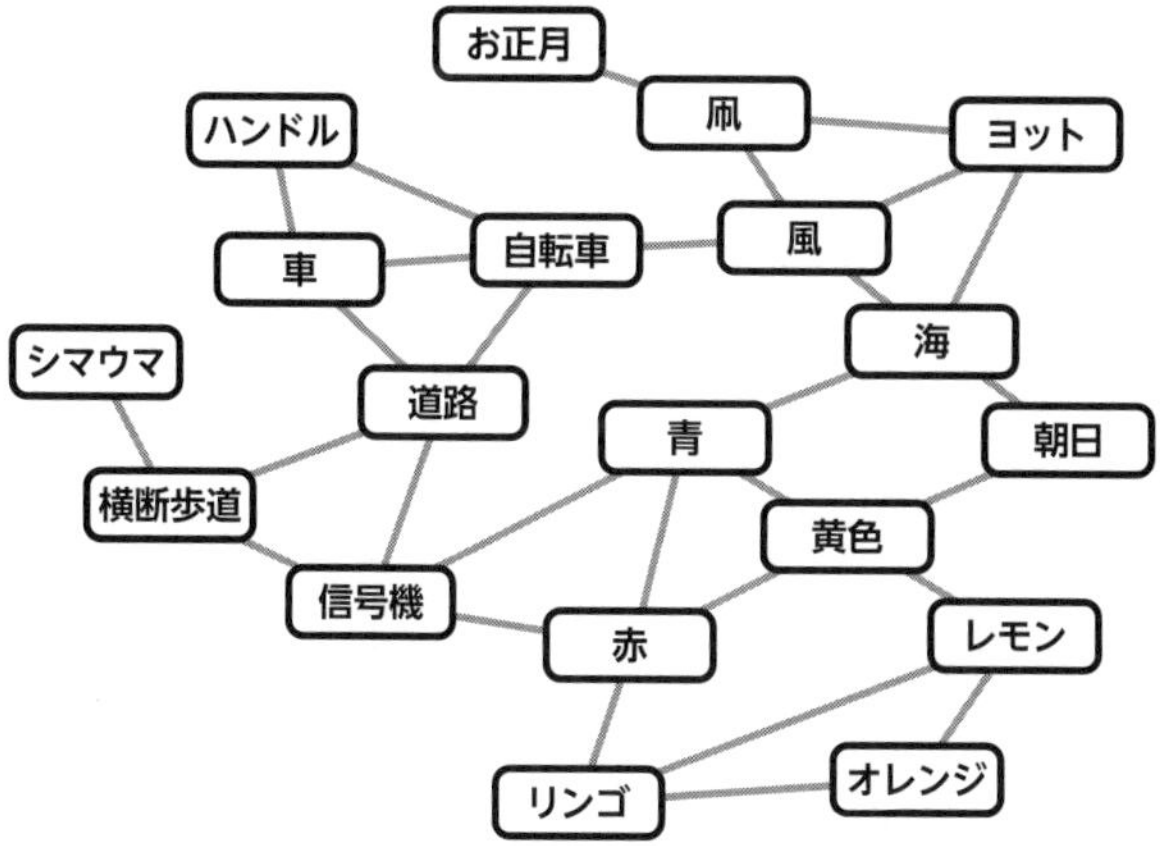

る」「嗅覚がするどい」「人によくなつく」「ペットとして人気」「オオカミの仲間」などなど、いろいろな要素が頭に浮かぶだろう。四つ足でかわいいという点では、同じくペットとして人気の「猫」と類似の要素もある一方で、鳴き方や類縁動物も異なり、人との接し方も自由奔放な猫と主従関係を大事にする犬とでは異なっている。

こういった犬と猫に関する記憶の関連性は、脳内のネットワークでつながる。違う動物たちとの共通点であったり、それぞれ個別の記憶、例えば幼少期に犬に追いかけられて怖かった記憶であるとか、飼っていた犬が亡くなって悲しかった記憶などともつながり、「犬」というキーワードからいろいろな記憶・知識・感情が想起されてくる。それらは脳全体に記憶された情報なのである。

先ほど示したように、記憶どうしの関連性は主に前頭前野の働きによって無意識の中で検索されているのだが、記憶のつながり方はその時の体調や気分、環境からの刺激によって違ってくるし、そもそも日々更新される意味記憶であるから、昨日と今日とでは記憶のつながり方が違ってくることになる。

記憶どうしが今までにない結びつき方をすれば、それは「創造」ということになり、既存の枠組みを超えたアウトプットへとつながっていく。常識を覆すほどの画期的な研究成果や、起業家によるイノベーションなども、0から生み出されたものではなく、例外なく過去の記憶どうしの結びつきによって生まれたものだ。創造性というのは、脳のどこにも存在しない全く新しいことを思いつくのではなく、これまでの知識を意外な組み合わせで結びつけることによって生み出されるものなのである。記憶のネットワークの中で素晴らしいアイデアが浮かんでも、次の瞬間にはそのアイデアは脳の中から消えている可能性も高い。

日々刻々と変化する脳の中で、無意識の中の記憶をどこまで動員できるかが問題となるのだ。目の前のデータも参照しながら、自分の脳に蓄えられた全ての記憶にアクセスして、それらを取捨選択し、考え、結論を出すことが重要なのである。

無意識の中の記憶は脳の広い範囲に収められているので、ある一部分だけ突出して活動しても、全体がうまくつながらない。脳全体を有効に使うためには、集中させる力ではなく、注意を分散させる力が必要になるわけだ。

より良い意思決定とは何か？

ここまで見てきたように、「直観」は脳全体を使って生み出される優れた意思決定法である。脳全体を広く使った判断が科学的に見て妥当なものなのか、あるいは改善の余地のあるものなのかを検討したいくつかの研究を見てみよう。

本書では、長期的な視点で、リスクを最小限にし、報酬を最大化するような意思決定こそが「良い意思決定」と定義することにしよう。逆に、「悪い意思決定」とは、例えばギャンブルで負債を抱え込み、それを一気に挽回しようとして大金を借りてつぎ込むといった例だ。こういった危うい決断の背景には、脳の使い方の偏りがある。

もっとも有名な科学的評価法は、アイオワ・ギャンブリング・テストと呼ばれるものである。被験者の目の前に、カードが積まれた4つの山を準備する。これをA、B、C、Dのデッキと呼ぶことにしよう。A、Bのデッキからカードを引くと報酬が100ドルであるのに対し、C、Dのデッキからは50ドルしかもらえない。しかし、Aでは小さな損失が頻繁（5回／10回）にあり、Bでは大きな損失が10回に1回起こる。トータルで、A、Bともに10回あたり1250ドルの損失となってしまうのである。C、Dでは損失額が小さく、最終的に250ドルのプラスになるように設定されている。つまり、試行を繰り返すうちに、A、Bを避けてC、Dのデッキを選ぶのが望ましいわけだ。

健康な被験者であれば、検査が進むにつれてAやBのデッキが大きな危険をはらんでいることに気づき、これを避けるようになる。自分の脳内の似たような場面での記憶ネットワークに、検査中に得た新たなデータを加えることによって、徐々にお金を貯めていくことができるわけだ。これは、実社会での行動に似ていると言って良いだろう。

ところが情動記憶の中枢である扁桃体に病変のある人では、この危険なA、Bデッキを避けるという行動が取れず、当たれば大きいこれらのデッキを好んで選択し、最終的に大きな損失を出してしまう。つまり、経済的な損失に対する恐怖感の欠如、あるいは損失が重なってきた時に過剰な「怒り」を覚えてしまい抑制が効かなくなることが、こういった行動を取らせるわけだ。意思決定において重要な働きをする前頭前野に病変のある人も、やはり経済的損失を避けるという行動が取れず、破産に追い込まれてしまう。

このアイオワ・ギャンブリング・テストにおける良い選択、つまりリスクを回避し着実に報酬を積み重ねていく、という堅実な行動が取れるのは、扁桃体や前頭前野というかなり広い範囲の大脳皮質が関与していたのである。


意思決定を科学的に評価した興味深い研究は、他にもある。

ロンドン大学のモウトウシスらは、さまざまな課題に対して働いている脳領域を特定するfunctional MRI（fMRI、機能的MRI）という手法を使い、それぞれに決断を求める多数の試験を課して、病変の無い被検者の脳のどの部分が活性化しているかを調べた。その結果、より長期的な視点に立った判断や社会性のある判断には、前頭葉から後頭葉まで脳の広い範囲を使っていることが明らかとなった。特に、先ほど喜びをもたらす部位として紹介した前頭前野眼窩面（前頭前野の底面）と帯状回後部が「良い意思決定」に際して決定的に重要な役割を果たしていた。

逆に、目の前の短期的な報酬を好み、社会的リスクまたは経済的リスクを伴う大きな選択を衝動的に取ってしまう被検者では、脳の一部が偏って使われていたのである。こうした結果から、脳を広く使うことによって、衝動的で一時的な情動に流された判断は回避され、より理性的な決定が行えるようになる可能性が高いことが示されたわけだ。

脳を広く使っているということは、より多くの意味記憶にアクセスしていることの現れでもある。また同時に、目の前の多くのデータを公平に評価することにつながっている。記憶は過去のものであり、データも過去のものであるが、それを目にした時には現在のインプットとなる。それによって過去の記憶を補正して、より確かな未来予想に役立てることができるわけだ。

記憶を結ぶ直観が「創造性」をもたらす

脳の広い範囲に蓄積された記憶に新たなデータを加えることで未来予測の精度を上げることを説明したが、脳の最も重要な働きは別のところにある。

これまでにない組み合わせで記憶をつなぐことによって生まれる創造性だ。

創造というものは、ビッグバンのように全くの無から突然爆発的に表れてくるわけではなく、直観の素材となる記憶が必要になる。人間が自然と親しみ、世の中の摂理をある程度理解し、人々と共に生活していく中で生まれてくるものである。つまり、脳がある程度成熟して、多くの意味記憶を獲得してから発揮される能力と言っていいだろう。

ノーベル賞級の発見や歴史に残る音楽・美術などを見ていくと、それがよくわかる。DNAの二重らせん構造を発見したフランシス・クリックはもともと物理学者であり、生物学に転向して6年余り、30代後半でこの研究を発表した。10歳程度ですでに独学で微分積分を習得したとされるアインシュタインも、特殊相対性理論を完成させたのは20代の半ばであった。また、幼少時から天才と称され5歳でチェンバロを弾きこなしたとされるモーツァルトも、一連の楽曲を作曲したのは30歳を過ぎたころからである。

どんなに天才と言われる才能を持っていても、真に独創的な成果を生み出すのは脳が成熟してからのことだったわけだ。何も知らない若くて未熟な脳が、突然、自然の真理に迫るような着想に至ることはあり得ないと言っていいだろう。

それでは、その成熟とは何か?

脳はニューロン(神経細胞)の塊と思っている人も多いが、実はニューロンが2割で、グリア細胞と言われる別の形で情報伝達に関わる細胞群が8割を占めている(拙著:『脳の寿命を決めるグリア細胞』参照)。このニューロンとグリア細胞の共同作業の場が完成するのが、一番遅い前頭葉で10歳くらいなのである。つまり、これ以前の脳は、いかなる天才であっても、脳本来の機能を100%は発揮できていないのである。そして、この10歳以降に、脳の中には、先ほど示したように自然との関わり、人との関わりによって多くの情報が蓄積されていく。世の中のことを理解することで初めて蓄積される意味記憶がその中心だ。

意味記憶は日々蓄積して変化していくし、それらがどのようにネットワークを作るかという点は、その理解の程度と、その時どのような情報を受け取るかによるものであり、さらにその日の気分や体調なども関わり、常に変化していくものである。意味記憶によってもたらされる創造は、まさに一期一会の出会いのようなものだ。次の瞬間にはそのつながりはなくなり、別々の回路になってしまうことも多いからだ。

おそらく脳の中では、無意識の中で意味記憶のつなぎ換えの試行錯誤が何度も行われているのであろう。無意識の中での数えきれない失敗の繰り返しの後に、「これだ」という新しい結びつきがひらめくわけである。

その時に、最適なつながり方をした記憶のネットワークが「直観」として我々の意識下に現れてくるのである。つまり、直観とは根拠のない気分がたまたまもたらすものではなく、記憶の全てを反映した、その人の生きてきた人生そのものと言ってもいいだろう。

直観を紡ぐ素材が過去の記憶であるのなら、より良い直観を生むためには、記憶のブラッシュアップが不可欠である。これについては第3章で詳しく解説していく。

直観を妨げるもの

無意識の中に蓄積された記憶が直観を生み出すことを見てきたが、本書では脳を広く使って優れた直観を得るための思考法を探っていく。

ここではまず、直観を得るために妨げとなる要素を見ておこう。

まず私が挙げたいのが「集中力」である。通常好ましいこととされる「集中力」は、脳を広く使うためにはマイナスとなってしまうのだ。「分散系」という脳を広く均等に使うシステムが抑制されてしまうからだ。集中することが必要な時があるのはもちろんであるが、何かを決める時には集中してはいけない。これは次章で詳しく見ていく。

「思い込み」もまた、脳の働き方を限定してしまう。大人の脳にはすでに多くの経験値が記憶としてため込まれているはずであるが、その記憶のつなぎ方が、使い慣れた形に流れてしまうのである。多くの人にとって、自分の置かれた社会環境は一つかせいぜい二つか三つであろう。その中で何かを考えようとすると、自然といつも使っている組み合わせ、流れになってしまうのも当然のことだ。この考え方で何とかなってきた、このやり方で切り抜けてきた、という思いが強く、それ以外の発想を受け入れられなくなってしまうのである。

そして厄介な点は、思い込みは無意識の中で脳の働き方を支配しているという点だ。誰も「この考えは思い込みから出てきたな」などと思ったりしない。意識の中では、前提として「もうこれしかない」と決めつけているわけだ。

これを最低限にするには、無意識の中で思い込んでいないか、常に意識している必要がある。自分は世界の人々の一人にすぎず、他者の数だけ固有の主観が存在し、違う人には違う視点や違う考え方があるということを忘れないようにしたい。「自分が経験できることはたかが知れている」という謙虚さだ。「相手もその人なりの素晴らしい経験を持っている」と思いながら人と会うと、その会話は自分にとっても素晴らしい経験となり、世の中には全く別の見方があることがわかるだろう。

「自己限定」という思い込みも、無意識の中で脳の豊かな発想を妨げてしまう。特に厄介なのは「失敗体験」「挫折体験」であり、私たちは子供のころから「世の中は自分の思い通りにはならない」という経験をいやというほどため込んできたはずだ。自分より優れた人がたくさんいるという現実を知ってしまえば、私たちは自然に「自分には無理だ」「自分にはできない……」という否定的な思いを抱きやすくなってしまう。しかし、直観を生み出すのは無意識の中の記憶であるとわかれば、こういった無意味な自己限定はしなくなるだろう。私たち一人ひとりは他人とは全く違う経験を積んできており、それがうまくつながれば、誰でも素晴らしい直観を得ることができるはずだ。

意外なことに、成功体験もまた、思い込みと同じように私たちの考え方を狭めてしまう。「以前にこのやり方でうまくいった」と思えば、発想はそこから抜け出せなくなる。世界は日々変化しており、自分自身も常に成長しているはずだ。過去の成功体験は単なる一つの選択肢であり、例えば以前トライしてうまくいかなかった方法なども含めて、あらゆる可能性を追求していくようにしたい。

先ほどのアイオワ・ギャンブリング・テストで見たように、「情動」にも要注意だ。

特に、恐怖や怒りといったネガティブな情動は緊急警戒警報の側面があり、良くも悪くも過剰に反応することが多い。また、緊急時でなくても、その動き方は個人差が大きく、多くの人が納得するような判断にはつながりにくいのである。緊急警報は扁桃体が発し、前頭前野が記憶とすり合わせて落としどころを決める。アイオワ・ギャンブリング・テストでは、扁桃体や前頭前野に病変があった場合、リスクを最低限にして適切に報酬を積み重ねていく、という行動が取れないことをお話しした。恐怖や怒りといった負の情動は、我々の日常では常に過剰に働いている、と認識すべきである。常に「一呼吸置く」といった心構えが情動の影響を最低限にしてくれるだろう。

またその逆で、成長して経験値が多くなることで、うれしいと感じる体験が減ってしまうことも直観を妨げる要素となる。つまり、ワクワクするような新しい未知の経験が少なくなるので、「まあ、これでいいだろう」「この程度でなんとかなる」といった発想になりやすく、さらに前に進んで行こうという動機付けができなくなるのである。これは「なぜ?」「どうすれば?」といった問いかけを少なくし、考えることから私たちの脳を遠ざけてしまうことになる。その結果、思いがけない記憶どうしの結びつきが減ってしまうのである。常に心の中で「問い」を立て、日常の経験値からそれに対する答えを探っていくような習慣が、思わぬ直観に結びついていくはずだ。

ここに示したような、思考の際の悪い癖（集中力や思い込み、自己限定、ネガティブな情動）を最低限にしていくことが、より良い直観を得ることにつながっていく。そのためには具体的にどうすればいいのか、本書でこれから解説していく。

コラム　無意識の中での脳活動

1983年にカリフォルニア大学サンフランシスコ校の生理学者ベンジャミン・リベットが、人間がある動作をしようとする意思決定を「意識」のもとで行うより以前に、「無意識」の中で脳の活動電位が高まっていることを確認した。

実験の内容は次の通り。被検者は「自分の好きな時に腕を曲げてください」と命じられるのだが、その時目の前にくるくると回る特殊な時計があり、どの時点で腕を曲げると決めたのかを把握することができる。同時に、被検者には脳波計が装着されており、脳が「腕を動かす」ための電気信号（準備電位）が記録されている。

つまり、意図、運動、脳活動の順序を測定できるということになる。

さて、この実験では、時間的な経過として、まず準備電位が徐々に高まっていき、被検者に「腕を曲げよう」という意思決定が生じて、最後に腕を曲げるという筋肉の収縮が始まったのである。つまり意思決定より以前に脳はそのことを決めており、その脳活動が徐々に高まってある閾値に達したときに、私たちが「意思決定」と称している意識が生まれ、その直後に実際の筋肉の収縮が現れるというわけだ。私たちが意識の中で意思決定をしたと思っていても、実際の脳の活動は意識できていないのである。

脳の活動は、無意識の中も含めて考えなくてはならない。

実際に、無意識の中で決めたことを、そのあとで脳が「意識」するという順番になっており、無意識の中で多くの思考や決定が行われているようだ。

この実験結果をもって、人間に自由意志はない、という説も見られるが、そうではない。私たちの意識は、脳の行う認知プロセス自体を把握することができず、単にその結果を把握して「意識した」と感じているに過ぎないということだ。

脳は無意識の中で多くの働きをしており、その無意識の中での活動も含めての「自由意志」なのである。

第2章　集中してはいけない

集中力が直観を妨げる

前章では、直観は脳を広く使うことによって得られるものであることを説明してきた。そして、直観を妨げる主な要素として「集中力」を挙げさせていただいた。

集中力が直観を妨げるという点については、違和感を覚える人も多いのではないだろうか。

一般的には、「集中することは良いこと」とされてきた。「あの人は集中力がある」と言えば、普通は誉め言葉である。「集中力がある」というのは、ある一定の時間、少なくとも数時間は同じことに取り組んで仕事をしている状態を指すのだろう。わき目もふらず課題解決、目標達成に取り組んでいくことは、時に必要であるし、悪いことではない。

ここでの〝仕事〟とは、データ整理であったり、何かを作ったり、あるいは計算をしたりといったことだ。つまり、やるべきことが決まっていて、それをこなしていく作業である。そこでは新しい発想などはあまり求められない。むしろ、余分なことは考えずに業務をこなしなさい、そのために集中しなさい、といった意味合いが強いのではないだろうか。

およそ世の中の仕事と呼ばれるものは集中力を必要とするものばかりであり、その中で技術を磨いていくことになる。したがって、集中力が重要であることは論を待たない。

私にとって「集中」の最たるものは「手術」である。特に脳の手術は命に直結する部位の操作となり、術者は極度の集中と緊張状態にある。目の前にある術野が、病変のどの部位にあたるのか、そこに危険な血管や重要な機能部位がないか、常に自分の空間認知能と術前のシミュレーションを頼りに絞り込んでいく。そのような場面で、新しい研究の着想が浮かんだり、昨日診た複雑な症状を呈《てい》する患者さんの診断が浮かんだり、といった経験は当然ながらないわけだ。

手術というのはやや特殊な例かもしれないが、一般的に何かに集中してその作業に取り組んでいるような時に、新しい着想が生まれたという話はあまり聞かない。作家へのインタビュー記事などでも、作品のイメージは全く別のことをしている時に「浮かんでくる」あるいは「降りてくる」と表現されることが多く、集中力を発揮して「つかみに行く」ということはまれなようだ。一つのことにのめり込みすぎてしまうと、アイデアは湧いてこないようである。

やるべきことが決まっており、解決すべき問題が存在し、目標がはっきりしていれば、あとは集中してその解決に取り組んでいけばいいだけだ。だがその一方で、やるべきことを決める段階、新しいことを創造する段階では、何かに集中することはマイナス要素となってしまうのである。目の前に問題がなく、自分で問題を見つけてこなくてはならない状況において、集中力を発揮して、すなわち脳の一部だけを使って「自分が解決すべき問題は何だろう?」と繰り返し問うても、何も発想は得られないだろう。

むしろ、集中から解放されて一息ついた時こそ、現状打開につながるような方針が見えてきたり、創造につながるような直観が働くのである。この直観がいつ生まれてくるかと言えば、前章で見た通り「脳を広く使えた時」であり、無意識の中の記憶どうしが予想外のつながりをした時なのである。

では一体、どうすれば脳を広く使うことができるのか? そのためには、ここまで説明してきたように「集中しないこと」が重要になる。集中している時は、それに関わる脳部位だけをまさに「集中的に」使っており、効率的に脳を広く使うことを妨げてしまうからだ。

また、一つ注意しておいてほしいのは、最も顕著に集中をもたらすものは、恐怖や怒り、不安といった「ネガティブな情動」であるという点だ。これらは、側頭葉の深部にある「扁桃体」という部位で生まれる。恐怖をもたらす状況は、場合によっては命にかかわるような危険を伴う可能性があるため、扁桃体は過剰に反応して警報を鳴らすことになる。我々は、その状況と戦うのか、逃げるのかを即座に判断して行動に移すことが必要だ。あるいは不安をもたらす対象が頭から離れなくなってしまう。つまり、脳はネガティブな情動において、その対象に対して「集中」した状態となり、他の部位は抑制されてしまう。こういった状況では直観は生まれてこない。

直観を得るうえで必要なのは、意識の「集中」ではなく「分散」なのである。この章では、直観に密接に関わっている脳の2大システム「集中系」と「分散系」について見ていこう。

脳の2大システム「集中系」と「分散系」

広範な大脳皮質に蓄えられた意味記憶は、人生を重ねるにつれて増えていく。経験や知識は、その多くが失われることなく蓄積し、無意識の中で膨大なネットワークを作っていることは前章で見てきた通りである。その全てを言葉として明確に、自在に取り出すことはできないが、このネットワークをうまく使って判断を行えば、過去の経験値を全て含んだ「バランスの取れた意思決定」ということになる。そして、何かの出来事、刺激をきっかけにしてこれまでとは違う記憶どうしがつながり、新たな意味合いを持って意識のもとに現れてきた時が、「創造」と言われる脳の働きである。

こういった脳の働き方を可能にするには、脳の広範な領域が有効に結びつく必要がある。どのようにして、そういった結びつきが可能になるのだろうか？

その大きなヒントを与えてくれるのが、「集中系」と「分散系」という脳の2大システムだ。

分散系は、「帯状回」という脳を前後にぐるりと回る長い神経線維によって、脳の広い領域を結びつけていることをお話しした。これについて、少し詳しく説明しよう。

ここで再び機能的MRI（fMRI）の登場である。これは、種々の目的を持った活動をしている時に、脳のどの部位が使われているかを明らかにするMRI検査法であった。この技術によって、脳の働きで重要なのはネットワークの形成であり、単独の部位が重要な機能を担っていることはむしろ少ないことが明らかとなった。

いろいろな課題をこなすうえで、意識を集中させている時に活性化するのが「集中系」の脳領域であり、前頭葉や頭頂葉の外側大脳皮質が中心となって活性化している。これは脳科学の専門用語では中央実行系ネットワークと呼ばれており、集中系ネットワークの中心となる。

しかし、fMRIを用いた研究で見出された最大のネットワークは、何か目的を持って活動している時に、常に抑制されている領域だったのである。「常に抑制されている」というのは実はすごいことで、脳は常に一体として働いているということの裏返しでもある。そして、集中系はその作業の種類によって働く脳部位が異なるが、分散系は常に同

分散系の主な活動領域

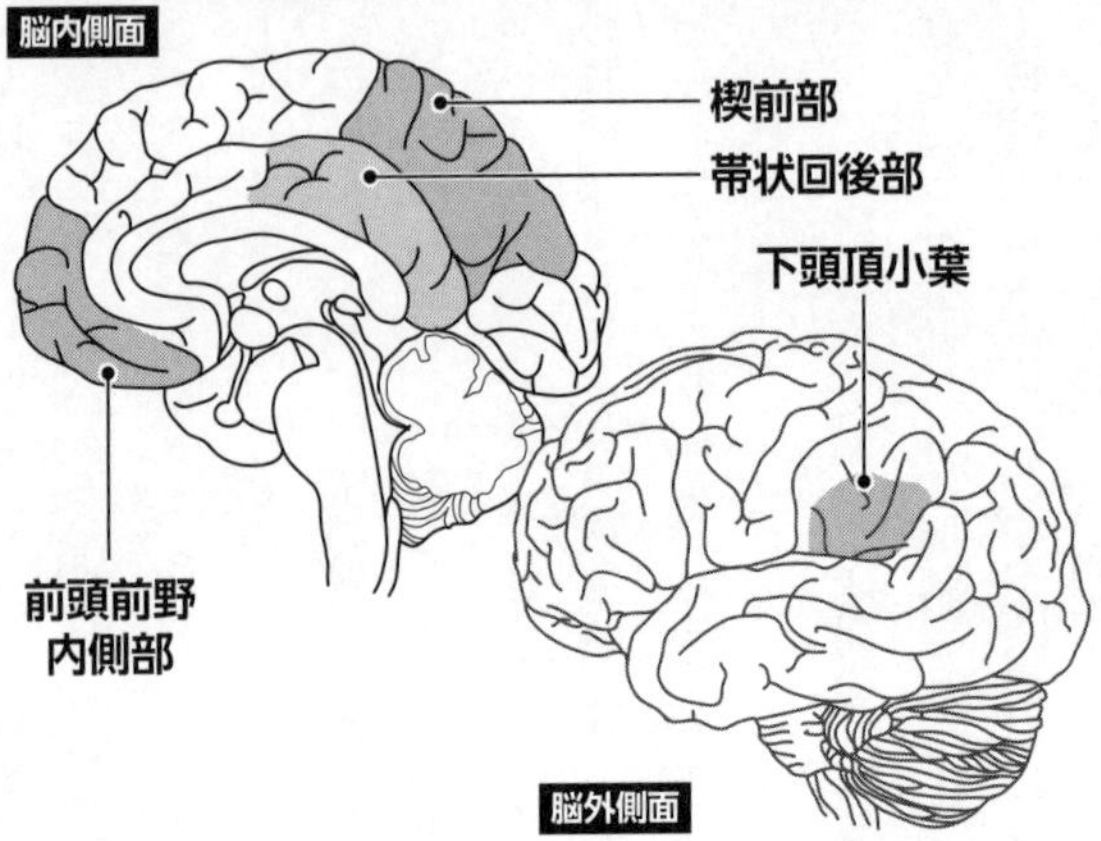

一領域が働いており、脳が一体として働くために重要な役割を演じていることになる。

つまり、脳は分散系を使うことによって広い範囲を有効に活用できるのである。

さらに驚くべきことに、この部位は何もしていないでぼーっとしている時に活性化している領域と一致していたのである。

この領域は、専門用語でデフォルトモード・ネットワークと呼ばれ、「分散系」の中心となる部位だ。その領域は、大脳白質を内側から裏打ちするように存在する帯状回の後半部分（帯状回後部）と、そこに続く頭頂葉の楔前部《けつぜんぶ》、前頭前野内側部、および下頭頂小葉《かとうちょうしょうよう》を含んでいる（図）。

この帯状回という構造は、大脳白質を前頭葉、頭頂葉、側頭葉、そして後頭葉に至るまで広範に結びつける長い神経線維の束、と言ってもいいだろう。つまり、分散系は帯状回の長い神経線維を用いて、脳の広範な領域を直接結びつけているわけだ。無意識の中で、脳内のさまざまな神経活動を同調させる働きがあると考えられている。

なにか集中して課題をこなしている時に、常に抑制されている部位が分散系であるということは、集中系と分散系はお互いに抑制し合う関係にあることがわかる。片方が働いている時に、必ずもう片方が休んでいる。これはつまり、両者は表裏一体であり、常に緊密な連携を取りながら働いているということだ。

集中系と、分散系。脳は大きくこの2つのシステムに分けられるということを憶えておこう。

直観をもたらす「分散系」のメカニズム

分散系というのは、作業に集中して脳の一部だけ使っている状態ではなく、大脳の広い領域を均等に活性化するためのシステムだ。作業に集中している時には必ず抑制されているため、「脳を広く使おうとする時には、何かの作業に集中していてはいけない」ということになる。

分散系は、ぼーっと景色を眺めている時や、散歩、入浴中、睡眠（レム睡眠という夢を見ている睡眠）などにおいて活性化する。


ぼーっとしている時に活性化しているとは言っても、その時いったい分散系は何をしているのだろうか？　分散系の働きについてはまだ研究途上であるが、無意識の中にその本質があると考えられている。

そして、現在多くの研究者の見解が一致している分散系の重要な働きは、「記憶の統合と整理」である。夢を見ている時に、過去の出来事が何の脈絡もなく現れたという経験をしたことはないだろうか？　これは、分散系が大脳に広く蓄積された記憶にアクセスしていることを示している。分散系は、今自分が経験していることを、過去に築き上げた自分の記憶・歴史の中に矛盾なく組み込んで、記憶を編集していくうえで重要な役割を果たしているのだ。

そして分散系が働いている時は、脳の広い部位が活性化することによって、思わぬ記憶どうしが結びついて、新たなものの見方や新たな発想が生まれてくる可能性が高くなる。これこそが「考える」ということであり、その過程は無意識の中で行われ、多くの試行錯誤を経て「直観」として姿を現すことになる。その働き方は決して効率的にプログラムされているわけではないので、実は多くの直観は時間をかけて生み出されていると考えられる。

分散系の働きは「創造力」を生み出すためにも必要だ。実際に見たり聞いたりしてはいないものについて考えるためには意味記憶のネットワークが必要であり、どの記憶とどの記憶を結びつけるかによって、想像の世界は、ほぼ無限と言ってもいいくらいの多様性が生まれてくる。

もう一つ、分散系は感情を生み出す時にも重要な働きをしていると考えられている。さまざまな知覚情報を、ある感情として大まかに捉える時に分散系が必要になるのである。情動を感情として認識するためには、大脳皮質に蓄えられた多くの記憶を参照する必要があるからだ。

そして、これは上記の想像力とも関係することであるが、「心の理論」あるいは「社会脳」と呼ばれるような、他者の気持ちや考えを推測する時にも分散系が活性化することが示されている。

オックスフォード大学のロジャー・マースらは、社会的な認知・行動を行う際に活性化する脳部位が、上記の分散系の脳領域とほとんど一致することを見出した。また症候学的にも、帯状回の病変で、人の表情からその感情を読み取ることができなくなることが知られている。

この分散系は、私たちが意識していなくても、無意識の中で膨大な仕事をしている。

脳は重量からすれば体の2%程度を占めるにすぎないが、エネルギーは全身の20%を消費している。そして、意外なことに、何か目的を持った活動をしても、エネルギー消費の上昇はわずか5%以下なのである。

つまり、脳は意識的には何もしていない時でもかなりのエネルギーを使っており、その量は何か仕事に集中している時と同じくらい大きいということだ。特に、睡眠時間の約20％を占めるノンレム睡眠と言われる時間には、強く活性化していることが知られており、我々の脳機能を支える重要な働きをしていると考えられる。

この意識されていない脳の働きこそ、脳を支える最も本質的な部分なのかもしれない。

「右脳」と「左脳」はいずれも集中系の働きである

さて、このような「脳の2大システム」といった話題になると、多くの人が思い浮かべるのは右脳型人間、左脳型人間という分け方ではないだろうか。左脳は論理思考、分析力に関わり、右脳が直観的判断、創造力を生み出すとされている。

左脳が言語の中枢であることが多いのはよく知られている。実際、脳梗塞などで左脳を障害されると「失語症」といって言葉が出にくい、言葉が理解できない、といった症状が生じることが多い。

一方の右脳は、どういった対象に注意を振り向けるかといった「注意機能」において左脳よりも重要な働きをしている。感情を理解するという点でも、右脳が中心になって働いていることが報告されている。実際に、右脳の障害では、左側の片麻痺に気付かず、したがって全く気にもしない、という症状が現れることがある。

こういった機能的な違いから、右脳が創造的、左脳が論理的という理解が一般的となった。そして、この考え方が「論理的」思考と「創造的」思考を対立するものとして捉えることを促進してしまったと言える。

しかし、先ほども出てきたfMRIという検査や、何かをしている時の脳の代謝活動を見る検査などを行っても、左脳と右脳の差ははっきりと検出されないことが示されている。脳の電気活動を測定する精密な脳波検査でも、その差があったとする報告から、なかったとする報告まであり、一定した評価に至っていない。

右脳と左脳は創造的な仕事や論理的な仕事において、それぞれどちらかが中心となって働くことがあるにしても、本質的にはどちらも協働しながら一緒に働いている。右脳と左脳は、どちらも「ｏｎ」となって働くわけで、どちらか片方だけが働いている、ということはない。その点こそが、どちらかが働けば必ず片方が休んでいる「集中系・分散系」との大きな違いである。

論理的な仕事はもちろん、創造的な仕事といっても、その創造のきっかけとなる「記憶どうしの新たなつながり」を生む段階ではなく、すでに得られた直観を形にするために集中して作業をしている段階なのである。直観で優れた発想を得られても、そのアイデアをもとに何かを作り上げる、文章にする、といったまとまった成果につなげるには、必ず集中する時間が必要となる。

いわゆる右脳、左脳が働いているのは、どちらも集中系の仕事なのであり、それとは全く違う働き方をするのが分散系ということになる。集中系と分散系は「片方がｏｎ」なら必ず「他方はｏｆｆ」という働き方をするのに対し、右脳と左脳は「共にｏｎ」あるいは「共にｏｆｆ」で働くわけだ。

論理的思考と創造的思考は決して対立するものではなく、協調して働くものなのである。

言語化も直観を妨げる

第1章で直観を妨げる要素をいくつか見てきたが、その最大のものは「集中力」であった。中でも、集中力を要する「言語化」の作業については、特に注意しなければならない。

言うまでもなく、言語化は情報発信において不可欠の要素であり、また自分の中で思考を整理して、その情報の本質をつかむための必須の作業と言ってもいいだろう。また、人間は大昔から、この世界に関する情報を言語の形でまとめて記録に残してきた。文献に基づく「知識」は人類の宝である。

こういった言語化の重要性は十二分に認めたうえで結論を言ってしまえば、「言語化は直観を妨げる」のである。これは「記憶の内容と関連性の競合（content and context competition）」と言われ、記憶の内容を強固にすればするほど、その記憶が関わる記憶同士の関連性は弱くなる、ということを示している。

イスラエルの神経科学者コザックらは、視覚情報に関する記憶が、言語化した情報を挟むことで減弱することを報告している。これは、比較的最近の記憶を思い出すことに対する言語の影響を見たもので、無意識の中に眠る昔の記憶どうしのつながりを調べたものではないが、視覚に関する記憶のつながりが言語情報によって低下する可能性を示している。

顔や図形などの視覚情報のほか、味覚や嗅覚など、もともと言語化が難しい情報を言語化して説明しようとすると、そのもともとの記憶の精度が損なわれる現象は「言語隠ぺい効果」として知られている。私たちは人の顔を憶えておこうとする場合に、言語化してその詳細を記憶するなどということは行わない。なんとなく、雰囲気を、ふわっと憶えておくのではないだろうか。そして、顔の作り以外にも、おそらく一瞬の表情の変化なども参照して見分けている。こういった要素は、言語化が極めて難しいものであり、詳細に記述しようとすれば、微妙な各要素間の関連性が溶けていってしまう。

この言語隠ぺい効果は、課題解決に向けて事柄の関連性を理解しようとする作業を阻害することも示されている。事柄の関連性を理解することとは、まさに「直観」を生み出すおおもとである。

全ての記憶は、神経同士のつながり方、すなわちニューロンのネットワークによってできており、一つ一つのニューロンが多くの記憶に関わっている。記憶をもたらす神経回路が個別に独立して作られていたら、脳の容量はあっという間に限界に達してしまうだろう。

思考というものは言語を超えた部分でも行われているのであり、言語化の努力が思考をむしろ制限してしまう場合があることを知っておこう。

しかし、これはあくまでも「直観」を得るまでの話だ。ひとたび直観を得ることができたら、それを言語化しなくてはその直観はすぐに逃げて行ってしまうし、人々に伝えることもできない。脳を広く使って考えた後は、集中して言語化する努力をしなくてはならないのである。

作業の効率化は脳を使わなくする

多くのビジネススクールにおいて、仕事上の無駄の削減とプロセスを改善することによる「効率化の追求」が主要なテーマになっている。時間が全ての人に平等に割り振られている中で、ある一定の時間内で、より多くの作業をこなそうと考えるのは当然のことだろう。

目の前に現れる課題、多くの仕事上のメールなどにてきぱきと返信していると、仕事をしたという実感が湧く。一方で、実験結果の吟味・考察などは時間をかけても明確な成果が得られないことも多く、「この時間、俺は何をやっていたんだろう」とネガティブに捉えてしまいがちだ。データを見ながら次の一手をあれこれ悩む日々が続けば、気分は落ち込み、「俺はできない人間だ」と思い込んでしまうという人も多いことだろう。

だが、より良い仕事をしていくうえで、目の前の課題をできるだけ早く解決していくだけでいいのだろうか。

まず、これらの作業がどのような脳の使い方をしているのかを見ていこう。メールの返信では、明らかに右脳も左脳も含めて「集中系」を使っており、いくつかの情報を統合して文章を書き上げている。あるいは、何かを作り上げるために細かな作業に集中し、最終形を完成させるといったことも、集中系を使っている。

一方で、実験結果を眺めて、これはどういう意味だろう、と考えている時には「分散系」が働いている。過去の実験データとその時考えたことなどの記憶に、今回得られたデータを結びつけて、新たな解釈を見出そうとしているのである。脳の中のいろいろな記憶のつながり方を模索している状態だ。こうした時間は、すぐに成果をもたらしてくれるわけではない。何も思いつかず「おかしいな」「結局わからない」で終わってしまったときなどは、一見何の生産性もないように思える。

こういった「すぐに成果の出ない」時間を排除していこうというのが「作業の効率化」、あるいは「時間の管理術」だ。つまり、いかに「集中系」の働く時間を多くできるか、工夫することを指している。データを眺めてその意味をあれこれ模索する時間や、「あーあ、わからないな」とぼーっとする時間は、すぐに成果として現れることがないため、「非効率的」とのレッテルを貼られてしまう。

だが、「集中系」と「分散系」の働き方を知れば、こういったあれこれ物事の意味を考える時間が、創造性を発揮するために必要なのだということが理解できるのではないだろうか。仕事の効率化の努力がむしろ仕事の創造性を低下させ、全体として見た時の仕事の生産性も低下させてしまうのである。

ハーバード・ビジネススクールのテレサ・アマビールは、作業効率を求めて時間を強く意識すると、創造的な思考が減り、最終的なプロジェクトの成果が減ってしまうことを指摘した。時間を意識するというのは、分散系を排除していくことにつながるからだ。

アダム・スミスの『国富論』が示した「効率化の追求」が経済学の原理原則となり、

多くの人が追求する目標となった一方で、近年は心理学的な側面から、効率化の追求が戦略的な計画の喪失や創造性の低下につながることが示され始めている。効率化は一つのことに意識を集中させることで達成されるが、それは脳を広く使うことから離れることを意味する。

作業の効率化を図ることはもちろん必要であるが、あくまでも分散系とのバランスを考えて、ある程度長期的な視点で効率化を考えないと、結局最終的な成果を減らしてしまうことにつながってしまうのではないだろうか。実験結果を見て、あれこれ思い悩む時間も決して無駄ではなかったのである。

集中力につながる物質は毒にもなる

脳はニューロンとグリア細胞という生きた細胞が協調して働いて機能を発揮しているのだが、この機能を適切に管理していくためには、これらの細胞たちの膨大な代謝活動が必須となる。大量のエネルギーと大量の酸素を消費するのだ。その副産物として、脳が働くとその代謝活動の老廃物と活性酸素が蓄積することになる。

ある一つのことに集中してばかりだと、その部分の脳が次第に疲弊していき、最終的に細胞の死につながってしまうことも覚えておきたい。

人の身体のエネルギーは全てATP（adenosine tri-phosphateアデノシン三リン酸）という物質を介してやり取りされる。ATPを作る時に必要なエネルギーが放出されると、アデノシンという物質に変化する。つまり、活発に働いた脳部位にはアデノシンがたくさん蓄積することになる。この蓄積が、「飽きる」あるいは「疲れる」といった反応を引き起こすわけだが、集中力信仰が強ければ「ここで休んではいけない」「これくらい集中できなければ」という思考となり、十分な休養を取ることができない。その行き着く先は、ATPの枯渇と老廃物や活性酸素の蓄積であり、これらはやがて脳細胞の死につながり最終的に脳萎縮・認知症を来すということになりかねない。

アデノシンは強力な睡眠誘導物質であり、それを押して活動を続けるということは、強力な代謝負荷をかけることになるからだ。

また、何かに集中する時には、覚醒を促す物質「ノルアドレナリン」が、脳幹にある青斑核《せいはんかく》という部位から分泌される。ノルアドレナリンは、目的をもって集中力を発揮する時に必須な物質であり、短期的には神経細胞を活性化し、神経保護的に働く。しかし、活性化を促す物質は細胞の代謝を促進するため、長期になると負荷が大きくなりすぎる。競馬で、騎手が最初からムチを入れていたら、競走馬は途中で疲れ果てて勝つことはできないだろう。神経細胞にとってのムチは、長期にわたればむしろ毒性となり、神経細胞を破壊してしまうのである。

人間がストレスを受けた時に分泌されるホルモン、コルチゾールもまた、長期にわたると神経毒性を発揮することが知られている。ストレスに対応するために人間は神経を研ぎ澄まし、環境の変化を敏感に察知しようとするのだが、これもまた長時間になれば、集中系の神経細胞やグリア細胞に大きな負担をかけてしまうのだ。

時には分散系を活性化し、無意識の中の多くの記憶にアクセスし、集中系の脳を休ませることが必要となる。もちろん、これは逆も言えることで、分散系だけを過剰に活性化してしまうことの危険性も説明しておきたい。集中系と同じように分散系における代謝負荷から、その部分のニューロンやグリア細胞が死んでいき、最終的に認知症への道を進んでいってしまうことになる。

そして、分散系の過活動が、うつ病とつながることも明らかとなっているのである。うつが悪化すると、「過去に縛られ、現在と未来が考えられなくなる状態」に陥る。これはつまり、同じ否定的なことをグルグルと何度でも考えてしまう「反すう思考」という状態になっているのだと言える。

過去の記憶に囚われ、うつっぽいなと感じた場合には、分散系が過活動になっているわけであるから、何かに集中する時間を作りたい。仕事や勉強に集中できるならそれは最高だが、なかなかそうはうまくいかないことも多いだろう。現在に集中することが重要になるので、テレビゲームでもユーチューブでも、思いっきりのめり込んでしまおう。短時間であれば、それによって分散系が休息をとることができる。マインドフルネスも自分の身体の部位や呼吸などに意識を向けることで、集中系を活性化する効果がある。

分散系は脳の巨大なネットワークなので、何かに集中することは、その大きな領域を休ませることにつながる。脳の休息法として重要なのだ。

つまり、集中系も分散系も、偏ることが良くないのであって、両者のバランスを常に取らなければいけないということだ。特に、世間一般では何かに集中することが善で、ぼーっとしていたり、いろいろと注意の対象を移ろわせることは悪、とみなされてしまいがちなので、集中に対する認識をアップデートする必要性を強調しておきたい。

第3章　直観をたぐり寄せる「記憶のネットワーク」

記憶の点と点を結ぶ

創造性を発揮したり、バランスの良い意思決定をするためには、脳を広く使って無意識の中に蓄積された記憶どうしをつなげる必要があることを見てきた。その時にマイナスとなるのが、集中力であり、怒りや恐怖といった情動であった。

大脳のさまざまな場所に保存されている意味記憶の点と点をつなぐのは前頭前野を起点とした分散系のネットワークである。このネットワークはつながってはいるものの、いつも自由自在にそれぞれの記憶にアクセスできるわけではない。集中していない時に、そして怒りや恐怖といった情動が湧き上がっていない時に、さまざまな知覚情報を受け取って記憶のネットワークが刺激されることになる。この時、無意識の中では、さまざまな記憶どうしのつなぎ換えが試行錯誤されており、ある時不意にそれまでは想像したこともなかったような組み合わせが浮かび上がってくる。「こんな考え方があったのか！」という新鮮な驚きとともに。

こういった過程は無意識の中での働きなので、意識的なコントロールが難しいことは容易に想像できる。

それではどうしたら思いがけない記憶のつながりが生まれるのであろうか？記憶の点と点をつなぎ換え、創造的な記憶のつながり、つまり「直観」を生み出すにはどのような思考法が有効なのだろうか。この章では脳の働き方の原理から、どのような脳の使い方が良いのかを見ていくことにしよう。


第1章でお話ししたように、陳述記憶には意味記憶とエピソード記憶があり、このうち無意識の中でネットワークを作っているのは主に意味記憶である。しかし、この意味記憶とエピソード記憶は全く独立のものではなく、脳の中で密接な関連性を持っていることが示されている。

そして、自分の仕事の専門分野に関連する意味記憶は当然ながら豊富であり、日常生活の中で取り込まれるエピソード記憶もその専門分野に関わることが自然と多くなっていく。これは、裏を返してみれば、自分が普段使い慣れている記憶以外の部分を有効に使うためには、普段から「専門外」の知識に触れる努力が有効であることを示している。

これは、近年多くの企業が「副業の勧め」をうたっているように、マルチタスクやリスキリング、そして趣味を持つことが大きなヒントになり得るのである。

意識的に、自分の専門外の情報に触れるような姿勢を持つようにしよう。その際に、多くの時間をかけて考え、理解して意味記憶に落とし込んでいくことは難しいので、「いつどこで誰と何を経験した」といったエピソード記憶として残すだけでも良い。日常生活の中での工夫としては、思い出すきっかけとなるような写真を残すといいだろう。

もう一つ重要な点として、時間的な余裕が必要である。

「さあ、思いがけない記憶どうしを結びつけて、創造性を発揮してください」と言われて、すぐに「はいできました」ということにはならない。通常は時間をかけて思考し、ある時ふわっと浮かび上がってくるものだ。締め切りのあるような仕事の中ではなかなか創造性は発揮できないため、十分な時間を確保するようにしよう。

喜びが直観を引き出す

創造性のヒントになる研究結果として、人間におけるｆＭＲＩを用いた研究から、喜びへの期待度が低い時に集中系が活性化しやすく、逆に喜びへの期待度が高い時に分散系が活性化しやすくなることが示されている。

つまり、うれしいことが予想されるようなワクワク感が、記憶のネットワークを強化してくれるということだ。これは、私たちの常日頃の感覚と一致するところではないだろうか。いい結果が出始めて、自分の目指すところに近づいていると感じられる時は、脳が非常に効率的に回っているような感覚を持つことがある。このような脳の状態の時には思いがけない記憶の点どうしが結びつきやすくなり、創造性につながっていくはずだ。

記憶のネットワークを豊かにするポイントは、「喜びを感じるかどうか」なのである。喜びはさらなる好奇心と創造力につながっていく。自分で純粋に楽しいと思えることが見つかったら、何か目に見える報酬がなくてもどんどん取り入れていった方が良いだろう。

一方で、日常生活での些細な出来事に喜びを感じるか否か、という点では個人差が大きい。おいしいものを食べて、単に「食欲が満たされて満足」という感じ方もあるし、「あー、生きててよかった」と大きな喜びを感じる人もいるだろう。

何を恐怖と感じ、何に喜びを感じるかという個人差は、生まれながらの遺伝の要素によって生じるほか、幼少時の経験の違いによっても大きく影響される。これは幼少時に形成された情動記憶によるもので、3歳頃までに完成する側坐核や扁桃体を含めた脳深部構造の発達の違いによって生じる。

この頃までに、いかに喜びを感じる体験をしたかどうかが重要になるわけだ。子供と過ごす時には、「このハンバーグすごくおいしかったね」「あー、今夜の月は特別きれいだね！」といったように、些細なことでも大人が喜んでいる様子をしっかり見せることが大事だ。子供と一緒に喜ぶのである。

喜びを生み出すには、おでこの奥の方に存在する前頭前野の底面部が関わっている。

人間の脳は、危険が差し迫っている可能性があれば、注意をそこに集中させ身を護る行動を取れるように設計されているのだが、危険がないと確信できれば、それは大きな喜びをもたらすことになる。そして、そのような状況下では、人間の脳は将来に備えて新たな食糧や水源を確保するために周囲を探索したり、未知の事柄に乗り出していく好奇心も発達させた。

近年、ミシガン大学のバーバラ・フレデリクソンとクリスティーン・ブラニガンによる研究によって、喜びをもたらすポジティブな情動を抱いている時には、視野や考え方、行動の範囲が広がる効果を持つことが示された。これは、「拡張・形成理論」と呼ばれ、情動研究を新たなステージへと引き上げたと言ってもいいだろう。

この研究によれば、喜びに満ちている人ほど創造力があり、新たな情報に貪欲であり、柔軟で効果的な思考を行うとされている。

喜びや満足感といった感情を抱いている時には、注意や認知に関する視野が広がり、将来に向けて、生存や子孫を残す可能性が高まるのである。人間の脳は、今ここに自分の生存を脅かす危険がなければ、先への期待感が自然と高まり、将来へ向けての長い時間軸の中で、生存や生殖に関わる戦略を練っていけるように進化してきたわけだ。

そして、ポジティブな感情が脳内をノルアドレナリン優位からドーパミン優位にスイッチさせることも明らかとなっている。ドーパミンは喜びばかりでなく、好奇心や探究心とも関わっている。

つまり、先への期待感には、自分の限界を広げ、自分の周囲を探索し、枠を飛び越えて考え、創造する欲求を生み出す力があるのだ。喜びは人間の脳を「集中」から解放し、脳を広く使うことを促してくれるのである。それはとりもなおさず、優れた直観力につながっていく。

周りの人たちを見ていると、日常の些細な場面で喜びを感じられる人は、感じられない人より何倍も幸せそうだし、いろいろなストレスに強いのではないだろうか。日頃から些細なことでも喜びを感じられるように、喜びの閾値を下げるような意識をもって生活していくようにしたい。

喜びの総量を上げるためにできることとしては、まずは好きな食べ物、好きな音楽、好きな趣味といったちょっとした「好き」を日常生活に取り入れることを考えよう。喜びをもたらすものは、なにも大げさなものである必要はなく、本来こういった日常生活の中にあるものだ。

さらに有効なのは、友人と交わって話をしたり、人を助けることを積極的に行うこと、集団の活動に参加することなどである。これらはポジティブな情動のレベルを高めることにつながる。たとえば、「美味しい」を家族や友人と共有するようなちょっとしたことでも、実は大きな喜びをもたらすのである。

そして、喜びをもたらすうえで非常に有効な日常習慣としては、運動することが挙げられる。適度な運動は脳の喜びの中枢を直接刺激するだけでなく、筋肉からは脳を守る物質が作られるからだ。人間は動物であるから、動くことは本能的に喜びをもたらすのである。運動の脳に対する効用に関しては、第6章で詳しく述べていく。

意欲が脳を活性化する

創造性を直接確かめるような研究は簡単ではない。そのため、一般的な認知機能を評価する研究でヒントを探してみる必要がある。ただ、人を対象として認知機能や記憶、情動などを測ろうとする研究でも、再現性の担保という点で難しい場合が多い。同じような課題を課しているつもりでも、微妙に条件が異なってくることに加え、個人差や、同じ個人の中でもその日の調子や気分によって認知機能が異なってくるためだ。

こういった研究の難しさをご理解いただいたうえで、非常に再現性の高い研究成果をご紹介しよう。

認知機能を評価する時に、「良い成績であったら賞金を贈る」という動機付けを行うのである。賞金がない場合と賞金がある場合の結果を比べると、有意な差をもって賞金があった場合に成績が向上した。これは多くの研究者が試しても、はっきりとした差が確認できる、非常に再現性の高い結果となった。

賞金を獲得したいという意欲が、認知機能を向上させたわけだ。

実は、この「意欲」という要素は、脳の機能を引き出すうえで決定的に重要であり、これまでに多くの研究がなされてきた。その研究の歴史を振り返ってみると、意欲を生み出す要素が「内発的」なものと「外発的」なものに分けられることがわかる。

内発的なものとしてまず挙げられるのが、身体や恒常性（ホメオスタシスと言う）を保つための本能に近い欲求である。例えば、お腹がすいた、喉が渇いた、あるいは異性に対するあこがれなどである。ほかに、新奇性の追求（好奇心）、面白いと感じるかどうか、喜びを感じるかどうかや、自分の行動を自ら決めているという満足感（自己決定感）、達成感などがある。

外発的な要因というのは、なんといっても報酬の最大化ということになる。コストとベネフィットを比べて最小限のコストで最大限のベネフィットを得ようとする欲求であり、誰もがうなずけるところであろう。上に示したような「賞金」というのは、最もわかりやすい実例である。そしてもう一つ重要な外発的要因は「他者の評価」ということになる。自分が目標に向かって努力している時に、その過程で他者から高い評価が得られれば意欲はさらに高まる。現代社会では、他者からの評価は賞金と並ぶくらいの重要な行動の動機付けとなっている。

これら内発的な動機付けと外発的な動機付けは、いずれも「欲しい」をもたらす報酬系を刺激することになる。つまり、完全に別のものというわけではなく共通部分も多く、相互に影響し合う関係にある。実際に、外発的な報酬が示されれば内発的な動機付けが強化されるというのはよくあることだ。これは「エンハンシング効果」と呼ばれており、この効果は賞金などの物質的報酬よりも、他者の評価つまり「称賛」や「期待されていること」などによって得られることが多い。

一方で、意外なことに「アンダーマイニング効果」といって、外発的な報酬がきっかけで、かえって内発的な動機付けが低下してしまう現象が知られている。

ロチェスター大学の心理学者デシらによって、以下のような単純な実証実験が行われた。対象者をA、B、2つのグループに分け、パズルを解いてもらうのであるが、Aではパズルが解けるたびに報酬を与え、Bでは特に何も与えない。そして、しばらくして再びパズルを解いてもらう。この時は、どちらにも報酬を与えない。すると、グループAではグループBに比べてパズルに触れる時間が短くなってしまったのである。これは、報酬を与えられることによって、パズルが好奇心や達成感を満たすものから、報酬を得る手段へとすり替わってしまったからだと考えられる。つまり、その行為自体から生まれる喜びが小さくなり、賞金などの物質的な報酬が得られなければ不満感を抱き、人にやらされているという感覚が強くなってしまうのである。そして、当初抱いていた内発的な意欲が失われてしまうことになる。

このように、外発的な動機では、当初は目的達成のために集中力が高まり認知機能の向上をもたらすが、見返りが乏しくなったと感じれば萎んでしまい長続きしない。一方で、内発的な動機から始めたことは、その行為自体に喜びや満足感を感じるために簡単に失われることはなく、持続していけるのである。

いずれにしても、意欲は脳を活性化するが、そのきっかけが外発的なものか、内発的なものかによって脳の働き方が異なっているわけだ。

好奇心がネットワークをつなぐ

人間や動物の行動を決めているのは、外発的要因が主なのか、内発的要因が主なのか、長い間論争がなされてきた。20世紀には外発的要因論が優勢であったが、今世紀に入ってからは、むしろ内発的要因論が優勢な印象がある。脳科学の研究でよく用いられるアカゲザルは、簡単なパズル問題に、特に何の報酬がなくても夢中になって取り組むことが知られている。

何の報酬がなくても、好奇心を持つことや、その行為自体が楽しく面白いと感じることが、強い動機付けとなり得るのだ。そして、これこそが人間にとって単純でありながら最も強い行動の動機付けなのではないだろうか。子供たちは新しいもの・見たことのないものに自然と近づいていくし、大人でも新しい趣味に自ら進んでのめり込んでいく。これらの行動には、特にはっきりとした報酬があるわけではない。

好奇心などの内発的な動機付けは本来とても強力であり、その行為自体から喜びが得られ、また持続時間も長いのが特徴だ。さらに、自分自身の行動を自ら決めている実感が得られるため、自己肯定感にもつながっていく。こういった内発的な動機からの行為は、それ自体が喜びを生み出すものであり、分散系を活性化させ、記憶のネットワークがつながりやすくなる。外発的動機による意欲が、特定の課題解決に向けた集中系を活性化しやすいこととは対照的と言えるだろう。したがって、創造性につながる仕事をするためには、常に好奇心のアンテナを張り巡らせ、それ自体が心から面白いと感じられることに取り組んでいくのが近道だと言える。

脳科学的にも、ｆＭＲＩを使った研究で、なにか報酬が提示された時には扁桃体や前部帯状回が活性化し、喜びをもたらす前頭前野眼窩面は抑制されており、実際に好奇心やその行為自体を楽しむという思いが減少していることが示された。逆に、好奇心に導かれて行動する時には、物質的な報酬が提示された時に活性化していた脳領域、すなわち扁桃体と前部帯状回が抑制されていたのである。この時、前頭前野眼窩面が活性化していることも示されている。

つまり、報酬を期待した行動をしている時と、自分の心の声に従ってその行為自体を楽しんでいる時とでは、同じ行動を起こすにしても活性化する脳部位が異なっていたのである。扁桃体は強力に集中系を動かすので、そこが抑制されるということは、逆に脳を広くつなげる分散系の働きが相対的に強まることを示している。報酬を楽しみにするよりも、その行為自体を楽しめた方が脳を広く使い、ネットワークを拡大していくことにつながるのだ。

内発的な動機付けによる自主的・自発的な行動においては、「好き」の経路が活性化しているため、直観につながる可能性が高まると言ってもいいだろう。

ネガティブな情動への対処の仕方

喜びなどのポジティブな情動が記憶のネットワークを広く結びつけて直観につながっていくのに対して、怒りや恐怖といったネガティブな情動は、脳の一部を強烈にドライブする最大の要素である。これは厳しい環境の中で、常に捕食者に襲われる危険にさらされながら生きてきた哺乳類の最も重要な中枢機能であったと言ってもいいだろう。危機管理において非常に重要な「情動」の働き方を、少し詳しく見ていこう。視覚や聴覚、触覚などの知覚刺激は、嗅覚を除いて、脳の奥にある視床という部位に一旦集められ、そこから大脳へと送られて詳しく分析されることによって、「感情」として意識される。これと同時並行で、視床の近傍にある扁桃体に伝わって、無意識の中で情動を動かして危機対応の行動を取らせることになる。

情動の発信基地である扁桃体は、記憶の中枢である海馬と隣接している。情動を動かした情報は、生存に関わる重要なものである可能性が高く、その多くを記憶として残しておいた方が生存に有利となる。危険な目にあった場所はきちんと記憶しておいて、次からは避けて通った方が生き残る確率が高まるからだ。

つまり、私たちは種々の情報を大脳皮質で〝意識して〟受け取る以外に、生存のために無意識の中で反応している部分がかなりあるのである。情動は生きるか死ぬかという極限の「今」を生き延びるために進化したシステムであり、「未来に向けての創造性」などという悠長な話には付き合っていられないわけだ。

一方で、現代の人類は高度な文明を作り上げ、生きるか死ぬかの極限状態は災害や戦争、貧困による飢餓などにおいて見られるものの、その頻度は大きく低下しているのも確かである。そのような環境の中では、より良い人生を送るためには、恐怖や怒りといったネガティブな情動をいかにコントロールするかという視点が重要になってくる。前頭前野をフルに使って情動を抑えた方が、偏りのない決断が行えるはずだ。

そして、恐怖や怒りといった情動は短時間で沈静化するので、その情動が流れ去った後に大脳皮質でしっかりとした分析を加え、今後に生かすことのできる情報として記憶しておくことが重要になってくる。

さらに、情動記憶は一人ひとり異なっており、同じ出来事に対して、人によって違う感情が湧き起こる。どのようなことに恐怖を感じ、どのようなことに怒りを感じ、そしてどのようなことに喜びを感じるか、という点に関しては、「自分と他人とは異なる」と思っていた方が良い。自分の感情を当たり前のことと勘違いしてはいけないし、むしろ常に猜疑心《さいぎしん》をもって見つめるべきなのだ。

情動が過熱した状態では、脳内にはノルアドレナリンやストレスホルモンが満ち溢れており、これらの因子が強力に集中系を活性化し、脳を広く使うことはできなくなる。これらは脳を集中系に導く強力な因子なのである。

脳を広く使い創造性を高めるには、ネガティブな情動を極力排した脳の使い方が必要になるわけだ。創造性が求められるような仕事の現場、あるいは大事な意思決定をする場合には、情動に突き動かされた状態、過剰に集中した状態を避け、一旦その情動の現場から離れてみる、という心がけが有効になってくるのである。

五感の活用で直観を呼び込む

先ほど説明したように、嗅覚以外の全身の感覚系からの情報は脳の深部にある視床という場所に一旦集まり、大脳皮質へつながって詳しく解析されることになる。この「解析」の中で、過去の記憶との照合、つまり過去に似たような出来事はなかったかということが調べられるのである。この時に中心となって働くのが分散系であり、脳の広い範囲が検索の対象となる。

したがって、できるだけ多くの知覚を積極的に取り込むことによって、分散系による記憶のネットワークを結びつけることが期待できる。知覚には、視覚、聴覚、嗅覚、味覚、触覚のいわゆる五感があり、これらを脳の広い範囲を刺激するために活用するわけだ。

具体的に見てみると、視覚は後頭葉、聴覚は側頭葉、扁桃体、味覚は島回、触覚は頭頂葉といった具合に、脳のほとんどの部分とつながっている。

《嗅覚》

嗅覚だけは、視床を経由しないで直接帯状回や海馬に神経線維を送り込んでいる。

一つ有名なエピソードとして、プルースト効果をご存じだろうか。これは、フランスの作家マルセル・プルーストが『失われた時を求めて』という小説の中で、主人公がマドレーヌを紅茶に浸した時に、その香りで幼少時代を思い出す場面を描いたことから名づけられた。匂いが昔の記憶と結びつきやすいことは、嗅覚の神経連絡から見れば納得できるところだ。

この嗅覚は認知症との関わりも大きいとされており、記憶のネットワークをつなげる重要な働きをしている。

《視覚》

視覚は知覚情報の中心的役割を果たしており、全情報の80％に上るという説もある。その根拠は、視神経に含まれる神経線維の数が片方約１００万であるのに対し、聴覚に関わる内耳神経が約３万であることなどから推測されたと思われる。特に昼間に活動する霊長類においては、視覚に直接関わる大脳皮質の広さが50％以上に上ることからも、視覚の重要性が伺われる。

この視覚情報は、視床の外側膝状体と呼ばれる部位を経由して一次視覚野の後頭葉に送られている。そこから、さらに側頭葉へ向かう経路（腹側視覚経路）と頭頂葉へと向かう経路（背側視覚経路）に分かれて詳しい分析を受けることになる。腹側経路は記憶の中枢である海馬や情動を生み出す扁桃体などを含めた側頭葉内側部へとつながり、物の形状を記憶しその意味を理解する機能に関わる。背側経路は前頭葉の運動野へとつながっていくため、対象に向けた動作に関わっている。

このように、視覚情報は脳内の記憶ネットワークに深く組み込まれており、同時に記憶を参照して自分の動作を決めていくことにおいて重要な役割を果たしているのだ。視覚情報は、もともと脳を広く結びつける働きを持っているのである。これを直観に結び付けていく具体的方法に関しては、アートや散歩の活用を含め第6章で掘り下げていくことにしよう。

《聴覚》

聴覚もまた非常に重要である。マウスに何かを教え込もうとした時、全くの無音状態だと学習効果が低く、「ザーッ」という砂嵐の音を聞かせると学習効果が高まることが知られている。私たち人間も、音がほとんどない静かな環境よりも、いろいろな種類の音が雑然と聞こえてくる環境の方が、文章の執筆や仕事の構想を練るなどの作業に適している。特にお勧めの場所は、新幹線の中や人の行き交う喫茶店、家族の声や掃除機の音など生活音が聞こえてくる家のリビングなど、作業の妨げにならない程度に音が聞こえてくる環境だ。

iPS細胞でノーベル賞をとった山中伸弥教授が、「家に書斎はなく、ダイニングテーブルで仕事をしている」と語っていたのが印象的だったが、これも理にかなっている。掃除機の音や洗濯機の音は、いわゆるホワイトノイズに含まれ、突発的な音の影響を緩和してくれるとともに、聴覚が脳を適度に刺激して分散系を活性化させてくれるのである。

創造的な作業をするうえで音楽を聴く習慣を持つ人も多いと思うが、効果に関してはケースバイケースである。好きな音楽だと聞き入ってしまうので、仕事をするときのBGMには不向きだろう。同じ理由で、歌詞の入っている音楽は感情を刺激してしまうためBGMには向かず、クラシックやジャズ、環境音楽（波の音や虫の声など）が脳を適度に刺激してくれる。

《触覚を含む体性感覚》

体性感覚には触覚、圧覚、温度覚などの皮膚感覚と、筋肉や関節の動きを検出する深部感覚がある。手や身体を動かすことによって、いろいろな物に触れたり、風を感じたりして触覚が刺激されるとともに、深部感覚も常に働いているのである。深部感覚には位置覚、運動覚、抵抗覚、重量覚などがあり、関節や筋肉の動きに関する情報を脳に無意識のうちに伝えている。

例えば、テーブルの上にあるコップに手を伸ばしてつかみ、これを口に運ぶという動作を考えた時、腕を屈曲させる筋肉は徐々に緩め、伸展させる筋肉は徐々に収縮させなければならない。指を曲げてコップをつかむのも同様であり、さらにコップを口まで運ぶのも非常にデリケートな筋肉の調節が必要となる。直接こういった動作の調整をするのは「線条体」という脳部位であるが、線条体は大脳皮質と豊富な連絡があるので大脳への強い刺激となるのである。

運動が脳を活性化する要因はいくつもあるが（第6章参照）、この深部感覚が一つの要因になっていると考えられる。普段はしないような身体の動き、そして普段は使うことの少ない筋肉を動かすことは、脳にとって新鮮な刺激となるのである。

《味覚》

五感の活用であるから、味覚についても触れておかなくてはいけない。味覚は甘味、塩味、酸味、苦み、うま味の基本五味によって作られるが、視覚情報や嗅覚、内臓知覚、そしてその人の情動も含めた記憶のネットワークとも複雑に関係する。つまり、大脳の広い範囲が関係する知覚であり、「脳を広く使う」という意味では最も重要な情報であると言える。しかも、味覚は人間の根源的な欲求である食欲とも密接に結びついており、「おいしい」と感じれば脳の喜びの回路が活性化する。食の偏りを避ける配慮も必要であるが、それは栄養分をまんべんなく摂取するための配慮であり、まずは「おいしい」と感じるものを食べることが基本ではないだろうか。

人間が長い時間をかけて育んできた複合的な機能が味覚であり、おいしいものは基本的に生存に有利に働くとともに、脳が広く活性化するために創造性にもつながっていくのである。

このように、五感からの知覚刺激が豊富に入ってくることによって、それらを解析するために分散系の長い線維が働いて、脳の複数部位が同時に発火するチャンスが増えることになる。つまり、記憶の点同士がつながる可能性が高くなるわけだ。

思考でネットワークを洗練させる

誰しも、何かを決める時には「考えて」決めている。決めるためには考える必要がある。考えるうえでのおもととなるのが、「なんでだろう?」という疑問だ。

「なぜ?」「どうして?」といった問いを繰り返していると、その疑問はどんどん新しい疑問点を浮かび上がらせていく。そして、その都度いろいろなことを調べなければならない。情報を検索するわけであるが、通常、本や文献、インターネットなどを通して「言葉」として脳に蓄えられる。これは情報のインプットである。多くの人は、「言葉による情報のインプット」がすなわち「学ぶ」ことであり、多くの人は、それが「考える」ことだと思っているのではないだろうか。

ところが、違うのである。考えるために本当に必要なのは、言葉による記憶ではなく、その人が理解した意味記憶のネットワークなのである。ここで言う「意味記憶のネットワーク」というのは、その人が理解した事柄どうしのつながりであり、その中に日々新しい情報を落とし込んでいくためには、考えたうえで理解しなくてはいけない。十分に理解していない言葉による記憶を増やしていっても、本当に考えることにはつながらない。

多くの「言葉による情報」がインターネット上にあり、すぐに簡単に検索可能となった現代世界においては、情報を持っていること、つまり言葉による知識が多いこと自体の優位性は低くなった。むしろ重要なのは、脳の中に蓄えられた無数の「十分に理解した意味記憶」のネットワークの中に新しい意味記憶を組み入れていくこと、そして、これらの記憶の点をつなげて新たな解釈を作っていくことであり、これこそが「考える」ことなのである。

脳が記憶として残そうとするのは何度も繰り返し刺激された、つまりニューロンが何度も興奮した情報である。「考える」という行為は、脳の中に蓄えられた記憶どうしを、縦横無尽につなぎ換えてみることであり、何度も考えるたびにそれに関係したニューロンに電気信号が流れ、記憶に残りやすくなるのである。そして、新たに得た意味記憶が、脳に点在する別の記憶とつながることになる。新しいネットワークがたくさん形成されるということは、その情報が重要で記憶に残しておく価値があるということであり、すなわちネットワークが豊富な記憶は残りやすいと言えるだろう。

記憶のネットワークを増やすために重要なことは、常に「なぜ?」という問いかけを胸に秘めながら、物事を見るということだ。そこに論理的な解釈を加えることによって納得度が高くなり、ネットワークに組み込まれやすく、また記憶として残りやすくなる。これは良質な記憶と言ってもいいだろう。

「何をどのように考えたか?」によって、その人の記憶は変化していくのである。こうして得た無意識の中の記憶が思いがけない結びつきをして、独創性・創造性につながっていくわけだ。

さらに、それら多くの要素を組み合わせたうえで、その人にとってその決定が「快」なのか「不快」なのか、つまり情動記憶が最終的な決断をもたらすことになる。意味記憶の蓄積は情動記憶とも結びつき、その人なりのネットワークを脳の中に作り、その人の人生観、美意識、好みといったものを生み出すわけだ。

つまり、日々私たちの脳に絶えることなく流れ込む情報の中から、「考える」ことによって記憶のネットワークをつなぎ、そして好みと美意識によって選択した記憶こそが「良質な記憶」であり、「創造」を生み出すことにつながっていくのである。

忘れることが創造につながる

「考える」ことによって記憶を選別するとともに、「忘却」によって不要な情報や不確かな情報、自分の美意識から外れた情報を消していくことが、その人の個性を作っていく。情報が多ければいい、というものではない。無駄な情報が多くても、そこにネットワークは形成されないからである。むしろ、有用な情報をつなげるためには障害となってしまうのだ。

人間の脳は、積極的に記憶を消す機能を持っている。もともと、日々受け取る情報は海馬で短期記憶として残され、その神経回路が刺激を受け続けることで、大脳のシナプス可塑性（第5章参照）を動かして長期記憶として固定される。つまり、同じような情報が何度も入力され、またその記憶を使って考えることで初めてその記憶が確固たるものとなっていくのである。シナプス可塑性はタンパク質によって成り立っているので、記憶の形成と維持には大きなエネルギーが必要となる。考えることに使われない記憶は積極的に消去されており、記憶の中枢である海馬では、なんと「記憶を消す」ためのタンパク質まで作られているのである。

また、「考える」ことそのものが、使わない記憶を「忘れる」ことを促進している。考えることで、ある特定の神経回路が刺激され、別の回路は逆に抑制されることになるからである。つまり、あまり考えない人ほど記憶が貯まっていきやすいという側面があると言ってもいいだろう。そういった記憶は、実はネットワークにしっかりと組み込まれた重要な記憶ではなく、その人にとって不要な記憶であり、実際の生活や仕事には役立たないものだ。覚えておかなくても、必要な時にスマホで検索すれば間に合うのである。

不要な情報をあふれさせた脳では、創造につながる優れたネットワークの形成は起こらない。「忘れる」ことによって物事の本質に迫るような優れた情報を貯めていくことこそが、創造の源なのだと言える。それは、人間の脳にしかできないことだ。

不要な情報を識別して排除するには、ある程度の時間がかかるものだが、人間の脳では自然とそれを行っているのである。それまでに積み上げられた記憶ネットワークに落とし込みにくく、それに関連した新しい情報が加わってこない時、その情報は消去されていくことになる。

入手した情報に関係するいくつもの神経回路を同時並列的に動かし、さらにその検証に時間的な階層性を加えていけることが、脳の働き方の特徴だ。

インターネット空間では「忘れる」ことがもともとできないうえに、生成ＡＩによる精密なフェイク情報が膨大なスピードで積み上がっており、それを消去するのは容易でない。創造へ向けての障害は増える一方である。

ネットワークを豊富にするために「忘れる」というのは奇異な言葉に思えたかもしれないが、ネットワークに組み入れにくいような不要な情報をいくら積み上げたところで、優れた情報どうしの結びつきを阻害するだけだ。

「忘れる」ことこそが、人間の脳が持つ最大のアドバンテージなのである。

第4章　論理的思考を超える

論理的思考の落とし穴

ここまで、脳を広く使った直観力で物事を判断することの重要性を説明してきた。集中力を発揮せず、分散系を活性化させた状態で物事を決めることが、良い意思決定につながる。しかし、多くの人が「それでは論理的な決定はできないよ」と疑問を感じたのではないだろうか？

「論理的」というのは「きちんと筋道を立てて考えること」であり、結論に至る根拠を言語化して示すことができる、ということである。その根拠として、大規模なデータがあれば理想的で、無くても象徴的な具体例などを挙げることができれば、ある程度は論理的に説明できた、ということになる。

しかし、いわゆる論理的な決定という金科玉条にも、大きな落とし穴があることを知っておかないといけない。

例えば医療現場で、「この患者さんに対して選ぶ治療法は、Aがいいのか、Bがいいのか」という問いがあったとしよう。これに対して「この患者さんの治療法はAではなくてBを選択します。なぜなら、Aにはこういったリスクがあり、最近の『ランセット』（権威のある学術誌）でもAよりBを採用したほうが生存率が高かったという論文が出ていたからです」と説明されれば、なんとなく理にかなった判断に見えてしまうだろう。根拠を挙げて論理的に説明してくれている。

論理的思考においては、課題に対する回答・主張を言葉によって明確化する。これは簡単に言えば、まず「自分は〜だと思う」と結論をシンプルな言葉で表現し、そして「なぜなら〜というデータがあるから」と、その主張を支える事実を示すことと言ってもいい。そしてこの際に、その主張と事実を結ぶ「根拠」がなければならない。

先ほどの例で言えば、「治療法はAがいいのかBがいいのか」が課題の設定（すなわち前提）、「治療法はBにする」が回答・主張であり、「『ランセット』にAよりもBの優位性を示す論文が掲載された」が事実、そしてこの2つを結びつける根拠が「『ランセット』は権威のある雑誌だから」ということになる。研修医がカンファレンスでこういった発言をすれば「ほー、なかなかよく勉強をしているね」とお褒めの言葉をもらうことになるだろう。

しかし、実際の医療現場で治療法Bが選択されるべきかどうか、この主張をもとに判断するのは危険である。

なぜか？

二項対立的な課題は、物事をあまりに単純化しすぎているからである。

同じ診断名であっても病気の状態は患者さんごとに異なるし、背景にある基礎疾患も異なる。立派な論文であっても、どの状態の患者に的を絞っているのか、どのような患者を除外したのか、そこで採用された治療法は、薬物であれば、どれぐらいの量をどういったスケジュールで投与したのか、そして、そもそもこのA・B以外の治療法はあり得ないのか等々、詳しく検討して、いま目の前の患者さんに適用するべきデータと言えるのかどうかを検討しなければならない。

患者さんの病状は一人ひとり異なり、併存する疾患も異なり、さらに患者の望む考え方、それを形作ってきた経験や生活習慣が同じことなど決してないのである。それを「この病気の患者」とひとくくりにできるはずはない。

医学の世界にとどまらず、世の中は本来きわめて複雑なものなのだ。論理的思考においては、まず課題を具体的な言葉にすることから始まるが、これは複雑な世界を言語によって単純なモデルに落とし込むことであり、論理の強みであると同時に、根本的な弱点と言ってもいいであろう。

「シンプル」と言えば通常は「わかりやすい」ことを示していて誉め言葉であるが、単純化となると、表面的・一面的な問題の矮小化につながりやすいので注意が必要だ。世の中を正しく理解し、最適解に近い方向性を見出すには、「論理」だけでは難しい理由はそこにある。

また、論理的思考では脳の一部分、集中系しか使っていない。「AかBか?」「YesかNoか?」と問いの範囲を狭めていくことは、それ以外の脳を使わないことを意味する。時にそういった思考法が必要であることを認めるとしても、この複雑な世の中で本当の意味での最適解からは離れていってしまうだろう。

直観につながるクリティカル・シンキング

つまり、論理的思考において、言語化が必須である一方で、言語化は物事を過剰に単純化させてしまうことを知っておく必要がある。多くの複雑な事象が、言語によって一つにまとめられてしまうのである。

課題設定の段階での単純化は、データの扱いにも影響する。果たして目の前のデータだけで物事を判断してしまっていいのか、そのデータの解釈に自分の個性・癖・好みが色濃く反映されて偏った判断になっていないか、そういったことに疑いの目を持つことが必要なのである。常に、こういった批判的（クリティカル）な目で自分の判断を客観的に評価していることを「クリティカル・シンキング（批判的思考）」と呼ぶ。

クリティカル・シンキングは論理的思考から発展したものであるから、目的を明確にして「具体的な問いや課題」を設定することが出発点となる。ここでは、まず言語化がなされるので、それによる単純化によって見落とされた重要な論点はないかを考える。時々、言語化の前の段階に戻って考えてみる必要があるわけだ。

そして、あるデータが手元にあれば、この他にもデータはないのか、このデータのとり方は適正か、といった批判的な目で見ることが必要になる。どうしてこうなるのだろう？　本当にこの考え方でいいのだろうか？といった「問い」を常に自分に突き付けていることが重要なのである。

このクリティカル・シンキングのような考え方が注目されている背景には、変化の激しい現代では、前例や慣習に縛られた思考をしていたのでは物事の本質に近づくことはできないという危機感がある。データの正しい解釈と物事の本質に近い最適な結論にたどり着くためには、批判的な目でその前提となっている事実を再検討していくことが近道になるからだ。

一方で、直観思考では複雑な物事は複雑なまま理解し、記憶のネットワークにつなげることで、新しい解釈、新しい思考を生み出していく。論理的思考だけに頼って問いや主張を常に言語化して単純化していると、自分の経験知の意味記憶ネットワークにすんなりと組み込まれにくくなる。言語化することなく複雑なものを複雑なまま捉え、それをもとに考えることによって、はじめて物事や課題を本質的に理解することにつながり、ネットワークに組み込まれやすくなるのである。

この「考えて、理解する」ことこそが重要だ。理解したことであれば脳内にしっかりと記憶され、その後で思考する時に多くの情報を引き付けるような「結びつきのための突起を持っている」と言ってもいい。深く考える時の基準点、あるいはハブとなってくれるわけだ。

「前提を疑う」というクリティカル・シンキングの精神は非常に重要であり、論理思考と直観思考をつなぐ橋渡しの役を果たすことになる。その課題設定は正しいのかと問うことは、直観を得るために必要な「本質的な問い」につながるからである。先ほどの治療法選択の段階であれば、AとB以外に選択肢はないのか、そもそもその診断は本当に正しいのか、などなど十分に考えてみる必要があるわけだ。

言語化以前の複雑な状況を常に意識することで、課題解決に向けた思考が単純なモデルとして矮小化してしまうことを避けることができる。イメージとしては、どんどん目的地の下流へ向かって問いを狭めていくのではなく、上流の「より本質に近い問い」を見失わないようにするということだろう。本質的な問いを考える時には、脳を広く使わなければならない。それが、脳の記憶ネットワークを活性化して優れた直観につながっていくはずだ。

データは直観を生み出す

データがそのまま論理的な判断につながる場合もあるが、多くの場合、データから単純に結論を得ることはできないだろう。人間の脳は、数値を見て物事を判断するのはあまり得意ではないからだ。

しかし、データなしに物事を語れば、「非論理的」「思い付き」といったレッテルを貼られ、説得力に欠けたものになってしまう。データがあるなら、それを確認しない手はない。あくまで、決定する事項に関するデータ、そしてそれに近いデータも含めて確認し、きちんと検討してみることが必要だ。

ただし、データとの向き合い方には一考を要する。

次項で詳しく述べるが、データとは常に不完全なものであり、また常に変化しているものである。つまり、データだけをもとに「論理的に」判断することは多くの落とし穴が潜んでいることを知るべきであろう。そもそも、そのデータで証明しようとしている課題・仮説は、多くの要素が関わる非常に複雑な物事のほんの一部を切り取ったもので、現実にはあり得ないような単純化された世界なのである。

むしろ、私がここで強調したいのは、直観的思考と論理的思考は対立するものではなく、データから得られた論理的思考はあくまでも直観的思考の補助に過ぎないということである。データから得られた論理的な結論と無意識の中でその人の脳に蓄えられた膨大な意味記憶が新たなネットワークを作った時に、直観が生まれ、適切な判断・決断につながっていく。

しかし逆に、直観から得られた結論を、もう一度その現実性を論理的に検証してみる、という態度も重要だ。あるデータを見ていて、自分の経験知も含めて直観がひらめいたなら、逆にその発想は過去になかったか？　という視点で他のデータや論文などを当ってみること。その発想は実は以前からあった、という場合もあるし、逆に他のデータと突き合わせると、どうも食い違う、という場合はもう一度考え直してみるべきだろう。そういった柔軟性は、先ほどのクリティカル・シンキングの項でも見たように、大きな間違いを犯さないためにも、組織内で合意を得るためにも重要な姿勢と言えるだろう。

つまり、論理的思考は直観的思考の中に組み込まれるべきものであり、そのデータは記憶のネットワークにおける一要素に過ぎない、ということなのだ。

最近、あたかも「考える＝論理的思考（ロジカル・シンキング）」といったたぐいのビジネス書が多いが、そうではなくて「考える＝論理的思考を含んだ直観的思考」が正解だ。それこそが、一体として機能するように作られた脳を偏りなく完全に使い切るための唯一の思考法なのである。

データは直観を生み出すのである。

そのデータは正しいか？

目の前にデータを提出されたとしても、それを簡単に鵜呑みにしてはいけない。あなたが頼りにするそのデータはどこまで正確か？という点を常に懐疑的に見ている必要がある。ある出来事を観察して、測定してデータという形で数値化されるわけだが、「なにをどのようにして測ったか」で数値は大きく異なる。測定する対象の選択は正しかったのか？　そこに偏りがないか？　いや、何かを選び出して測定する時点で、必ず偏り（バイアス）が生じていると考えるべきであろう。

とりわけ、データ収集に関して的外れな対象を選んでしまうのは致命的なバイアスである。1940年代の第二次世界大戦のさなか、米軍が戦闘機の弱点を洗い出して、その弱点を補強することによって戦闘機が撃墜される確率を減らそうと考えた。特に「被弾されやすい部分はどこか？」といった点は帰還した飛行機から徹底的に検索され、その結果、主翼が最も被弾されやすく、垂直尾翼はほぼ無傷で、主翼を補強すれば墜落しにくくなると結論された。これを受けて、主翼を補強した戦闘機が製造されたのだが、むしろ帰還率は下がってしまったのである。実は、被弾しにくいとされていた垂直尾翼こそが弱点であり、そもそもそこに被弾した戦闘機は決して帰還できなかったのである。つまり、帰還した飛行機を検索しても真理は全くわからないことになる。これはわかりやすい例だろう。

対象の選択だけでなく、データの集め方にも注意が必要だ。例えば医学の世界でデータを集めようとした場合に、意図していなくても偏りが起こる可能性がある。薬の効果を見る場合でも、「臨床データが十分でない」という理由で除外される場合があるのだが、臨床データが集めにくくなる一群があり、その中にこそ真理が隠されているという場合もあるかもしれない。

まして、もしそこに意図的なものが介在すれば、話はますます厄介になってくる。除外する条件設定を動かしてしまえばいいからである。もっとも、最近では除外される条件をきちんと初めから決めておくのが一般的となっているのだが、どのデータを除外するのかはその論文の精度を決める最も重要な要素と言ってもいいだろう。

このように、データにはそれを得る時の対象の選択とデータのとり方、という大きな2つのバイアスが存在することを憶えておこう。

そして、その集められたデータをどのように解析するかがまた問題となる。

完璧なデータ解析というものはあり得ず、その目的に合った解析法があるだけだ。つまり、そこにもバイアスが入り込む余地があるということである。

データの解析法は正しいのか？という点を常に懐疑的に見ていなくてはいけない。データを見て、どれが一番高いか、どれが一番多いか、といった数の比較をすることは簡単であるが、それは一つの側面に過ぎない。別の角度から見れば、別の解釈があり得る。

脳を広く使って決めることの強みは、物事をいろいろな角度から眺め、いろいろな解釈を加えて考えることができる、という点にある。

先ほどの戦闘機の垂直尾翼の話でも、飛行機の設計に少しでも関わったことのある人がこのデータを見れば、「何かおかしい」と気づくはずだ。論理的思考ではむしろこういった数値の一人歩きが起こりやすい。脳を広く使った直観による判断は、むしろ現実世界に関する記憶のネットワークが、大きなバイアスを含んだデータに疑問を突き付ける可能性が高まるのである。

「ベイズ統計学」的な脳の使い方

脳を広く使うこと、常に脳を変化させていくことの重要性を説明してきたが、データに基づく判断でも「変化」の重要性が示され始めている。データの解析には統計学が用いられるわけであるが、新しいデータが加わることで、より確度の高い推論が可能になる。200年以上前に生まれたベイズ統計学のことだ。このベイズ理論がコンピュータ技術の発展に伴って注目されてきている。

これは「自分の持っている仮説が真である確率は、新しいデータを吸収することによって、より真理に近い〝事後仮説〟に変わっていける」という考え方である。このベイズ理論を体験するのに非常に有名な「モンティ・ホール問題」というものがあるので紹介しよう。

アメリカにモンティ・ホールというタレントが司会をするショー番組があり、3つのドアA・B・Cのうち1つに賞品となる車が入っており、残り2つはハズレとなっている。回答者はドアのうち1つを選び、そこに賞品が入っていれば獲得できる設定だ。Cを選んだ回答者に対し、ホールさんが他の2つのうちBのドアを開いて「(Bは) ハズレですね。あなたは選んだドアを変える権利があります。どうしますか?」と聞いてくる。さて、変えるべきなのか、変えないでおくべきなのか。

結局AかCか、の問題となるので共に確率は1/2でどちらでも同じと考えてしまう人が多いだろう。ところが、違うのである。

最初にCを選んだ時点で正解する確率は1/3、選ばなかったAかBが正解である確率は2/3であった。しかし、司会者ホールがBのドアを開いて見せた段階でBが正解

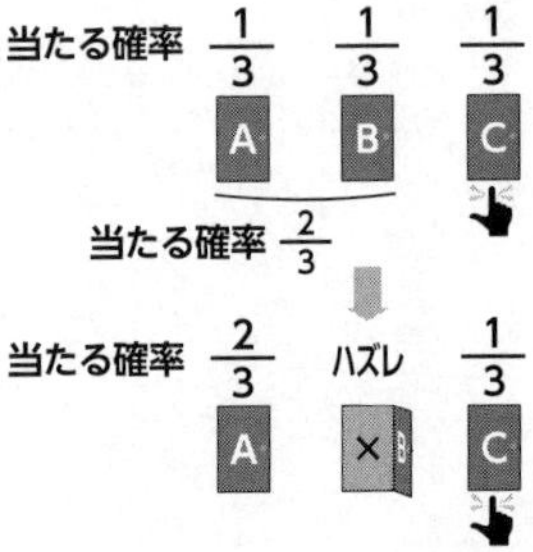

である確率はゼロとなったため、Aが正解である確率が2／3となったのである。

よって、Aが正解である確率はCが正解である確率の2倍となり、「Aに変えるべき」が正解となる（図）。

単純化しすぎることなく、その数値の持つ意味合いを考えなさいということだ。新しいデータを得る前後で確率が変化しているのである。新しい情報を得て、次にどの行動を取るのが良いかを決めるのが「意思決定の理論」と言われるものだが、ここで示した例は感覚的に出てくる答えに反するものだろう。私たちは、「課題をシンプルにする」といった教育を受けてきているので、AもCも確率は同じと考えがちだ。

新しいデータの持つ意味合いをよく考えないといけない。ベイズ理論では、新たなデータと最初に計算した事前の確率だけで新しい確率を計算できるため、データを次々に更新してアップデートしていけるわけである。そもそも、常に新しいデータを加えて更新していくことを前提にした理論なのだ。

一方で、一般的な統計解析では古いデータと新たなデータは等価と考えるために、データを加えて当初の予想を適切に補正していくことは容易ではない。以前のデータに新しいデータを加えたら、はじめから計算をやり直す必要があるからだ。論理的思考では、新たなデータを加えたら前提が変わってくるため、同じ前提の下で思考していくことはできないのである。

当初予想した確率をもとに行動を起こした場合、その行動から新たなデータが得られることも多いだろう。脳の使い方を考える時に、それをもとにして当初の判断を補正して、新たな意思決定に活かしていくことができる。

脳は、新たな情報を仕入れながら、そのたびに振り出しに戻っておおもとのデータから見直すという方法ではなく、新しいデータを加えたら確率予想がアップデートされ、それまでの結論を軌道修正していく、というベイズ理論に近い働き方をしている。これは、常に経験を活かしながら変化・成長していく脳の重要な働きの一つなのである。脳の記憶ネットワークに新しいデータを記憶として落とし込んで、そのネットワークがどう変化するかを見極める必要がある。

論理的思考を超えた思考法とは

「こういった根拠（データ）があるので、〜と結論する」というのが論理的思考法ということになる。データにはここまで述べてきたような危うさがあるものの、当然ながら物事の判断において重要な根拠となることは多くの人が認めるところだろう。定量的評価が行えれば、多くの人々の間で、仮説に対する結論や判断を共有することが可能となる。

その反面、データというのは数値化された情報であり、それを基にした論理的思考は物事をあまりに単純化しすぎていることを説明してきた。さらに、決してデータとして数値化できない要素の存在も知っておかなければいけないだろう。

人の思いや考え方、好意や反感といった「人の心」に相当する部分だ。これらは容易に表に出てこないし、それでいて世の中を動かす最大の要素と言ってもいいだろう。これらの他、食べ物の風味、触覚や物の触り心地、アートが脳にもたらす影響などといったものも数値化が難しく、データとして取り扱うことができないという弱点がある。

これらの情報の特徴は、人間の五感を通して入ってきて、脳の中で多かれ少なかれ情動記憶と結びついた情報である、という点だ。ある食べ物が好きなのも、異性の好みが分かれるのも、そういった対象に対して自分の情動記憶が「快」の気分をもたらすかどうか？　で決まっている。したがって個人差が大きく、その時の気分や体調で微妙に変化し得るものである。

自分の思い、そして人がどのような思いを抱いたかについて想像したことなども、情動記憶と結びつき、脳の中に意味記憶として保管されている。それらを判断の材料として活用しなければ、優れた、そして多くの人に共感をもたらす意思決定はできないであろう。

世の中はそういった一人ひとりの気持ちの総体として動いているわけであるから、データとして扱える情報とともに、経験知から得られた意味記憶や、情動記憶との結びつき方なども参照しながら行う判断が重要となる。

全てが数値化できて、それによって本質的な判断ができるというのは幻想である。それを示す具体例として「マクナマラの誤謬《ごびゅう》」がある。ベトナム戦争当時に、ケネディ大統領、ジョンソン大統領のもとで国防長官を務めたロバート・マクナマラにちなんで名づけられたもので、「定量的観測のみに基づいて判断し、他の全ての要素は無視すること」を指す。彼は「アメリカ兵の死者数よりも敵兵の死者数が多ければ、アメリカは勝利へ向かって進んでいる」と判断していた。その結果どうなったか？　米国は敗れることになったわけである。

戦争では、両国の軍どうしの戦いであるという側面だけでなく、国の国との闘いであるから、多くの民間人が関わってくる。それぞれの国民がどのような「思い」「覚悟」をもってその戦いに挑んでいるか、という点は大きな勝敗の分岐点となる。兵の死者数のみに注目すれば、それを数えることに汲々としてほかの大きな変化を見逃すことになるだろう。言うまでもなく、それはベトナム人の愛国心とアメリカ国民の反戦感情であった。後に、北ベトナムの指導者は「我々にとって自由と独立こそ最も重要なことであった。百年かかろうとも戦い抜く覚悟だった」と語っている。数値化されたデータは、こういった「人の心」という重要な要素を全く反映していなかったということだ。

そもそも身体の一部として存在する脳にとって、数値化して定量的に判断するというのは苦手な分野であり、身体知や情動面での記憶を縦横に使った総合判断こそが得意なのである。そして、それこそが人類をここまで進歩させてきた原動力であると言えるだろう。

データだけで物事を判断しようとすればそれほど時間はかからない。数値を比べたり、ある基準値より大きいか小さいかを判断すればいいだけだ。人間の脳でなくても、例えばＡＩでも判断してくれるだろう。しかし、複雑な実社会での意思決定には、そのデータがどこまで信頼できるものか、別の視点はないか、といった観点から深い分析が必要になる。

これは、すでに述べたようにクリティカル・シンキングにも通じる要点である。そのうえでさらに直観を働かせるのである。自分の脳に蓄積された意味記憶ネットワークに落とし込んで違和感はないか？　心から納得できるか？　データの不足を直観で補うこところが、より良い意思決定へとつながるのだ。

直観と論理は対立するものではない

あの人は論理的に物事を考える人だ、と言われれば通常は誉め言葉で、あの人は直観で物事を決めている、と言われれば好ましくない印象の一つとして語られることが多い。そこにあるのは「二項対立」的な比較であり、直観と論理が反対語のようなニュアンスで語られてきたことを表している。しかし、ここまで述べてきたように、この両者は決して対立するものではない。

論理的思考には物事の単純化は避けられず、多くのバイアスが入り込む可能性があり、そもそもデータとして扱えない現実がある。一方で、直観的思考にも情動記憶に基づく個人の好みや、その人にとって記憶に残りやすい出来事や残りにくい出来事といったバイアスが入り込む。それぞれに長所・短所があり使い分けていくべきものなのである。

脳の中には、これまでの人生で出会った全ての経験知が、言葉で表したり、自由自在に取り出したりすることはできなくてもしっかりとネットワークを作って蓄積されている。それを、今の現実から得られる情報や、データから得られる論理的な結論で刺激してつないでいくことで得られるものが、直観なのである。したがって、データによる論理的思考からは得られない情報もその中に含んでおり、論理は直観をもたらす要素の一つといってもいいであろう。

ノーベル経済学賞も受賞しているダニエル・カーネマンの著書『ファスト&スロー　あなたの意思はどのように決まるか?』(村井章子訳・友野典男解説、ハヤカワ・ノンフィクション文庫)では、直感は速い思考であり論理は遅い思考であるとしている。ここで言う「直感=速い思考」は、感覚による反射的、自動的なものであり、意味記憶ネットワークを駆使した「直観」とは異なるものであることをここで指摘しておこう。むしろ直観こそゆっくりと形成されるものであって、私たちはその無意識の中での過程を意識できていないだけなのである。

しかし、カーネマンの理論は、直感と論理が相互に補完し合う関係性にある、という点では本書の主張と一致している。

直観は論理のように言語化、数値化によって物事を単純化して捉えるのではなく、対象を直接的に複雑なまま捉え、本質を見抜いていく近道となり得る。私たちに必要なのは、「どちらかを選ぶ」「どちらかの方が優れている」という発想ではなくて、データに基づく論理的思考は直観的思考の中に取り込まれるべきものであるという考え方だ。論理と直観は決して対立するものではないということを改めて強調したい。

日常次々と降りかかってくる課題や、自分の目標に向かって努力している時に、どうしても思考が停滞し先に進まなくなってしまうことがある。私はそんな時間の方が多かったし、おそらく多くの人が同じ悩みを抱えているのではないだろうか。

基礎研究をしていて、どうしても予想した結果が出ないで、わけがわからず八方ふさがりの思いを抱き、「もうあきらめようか」となった時など、論理的思考だけで突き進んでしまっていた。少しそのことから離れ、分散系を活性化させてみる。具体的には、第6章で紹介する方法論をはじめ、言語化されたこと、数値化されたことなどから離れてみることが有効だった。

これは、集中系を使って論理的思考を進めていくための「材料」を見直すということだ。材料を探す段階では分散系に働いてもらうことが重要なのである。決して「創造」などという大それたことではないが、「発想」を探すわけだ。そこから思わぬ発想と出会い、新たな歯車が回っていったように思う。

一つの前提に絞り込んで、そこだけを深掘りしていくことが論理の王道であるが、それはその考え方の適応対象をどんどん狭めていくことにつながる。複雑なこの世界ではかなり特殊な条件設定となってしまうだろう。本章で紹介したクリティカル・シンキングの他に、この前提を見直すという趣旨で生まれたのが「ラテラル・シンキング」である。

一つの前提にこだわらず、水平に発想を広げて複数の前提を立て、それぞれ論理的に掘り下げていこう、という考え方だ。水平に発想を広げていく際に重要になってくるのは豊かな発想力、つまり直観を働かせられるかどうか、ということになる。

発想があれば、あとは再び集中してその発想を論理的に詰めていき、形にすることを目指すことになる。いろいろな発想が浮かんだとしても、それを形にする努力がなければ意味はない。例えば新たな製品を開発するためには、新たな発想が必要だが、それを製品として完成させるには、集中系を働かせて技術的な側面を含めて多くの困難を乗り越えなければならないだろう。一つ一つの困難を乗り越えるためには、集中系だけでなく、そこからさらに新たな発想が必要になることもある。こういった営みには、分散系と集中系を行ったり来たりする柔軟性が必要になるのである。

第5章　ＡＩ時代の脳の使い方

人間の脳にあってAIにないものとは

近年、自然な言葉のやり取りのできる生成系ＡＩが登場し、大きな反響を呼んでいる。膨大な量の情報を操り、人のような表現力も兼ね備えたＡＩを生み出した技術力には敬意を表したい。

当然ながら、今後の我々の活動に大きな変化をもたらす可能性が高く、「今後消えていく職業」といった記事も多く目にするようになった。逆に、全面禁止するべきだといった極端な意見も見られ、その衝撃の大きさが実感できる。

ここでは少し冷静に、ＡＩと人間の脳の働き方の違いを見ていこう。

まず私が指摘しておきたいのは、脳は生身の人間の身体と共にあって、ＡＩは純粋に機械である、という点だ。脳は生きた細胞によって運営され、他臓器の細胞と同じように常に代謝活動をしながら変化している。常に身体からの情報、口渇感や空腹感であったり、四肢の痛みなど末梢神経からの情報を受け取りながら、それによって行動や考え方を変えていく存在だ。栄養分や酸素が不足すれば、脳はその情報をキャッチして、それに応じた行動を取っていかなくてはならない。

これまで述べてきたように、脳と身体は切っても切れない関係にあり、怒りや恐怖といった顕著な情動は、身体反応がなければ生まれないという説もあるくらいなのだ。

このように、脳は身体の知覚受容器からの「五感」と言われるさまざまな情報を受け取り、それに対応した脳部位を活性化させる。それをさまざまな領域に記憶として残し、同時に広い領域にため込まれた記憶どうしをつなぎ合わせることができるのである。つまり、人間の脳は、肉体を通して得た実体験をさまざまな物事の意味として理解し、記憶している、と言ってもいいだろう。

しかも、脳は単にニューロンの塊ではなく、数で言えばその数倍にも上るグリア細胞とニューロンが膨大なネットワークを作って働いている。最近明らかになった事実として、グリア細胞はニューロンを直接刺激して電気信号を流すような働き方ができるということが判明した。そして、ニューロンのつながり方は複雑ではあるが線の結合であるのに対し、グリア細胞のつながり方は3次元であり、脳の広い範囲に迅速に信号を伝えることができる。

このグリア細胞の3次元ネットワークにより、脳内では複数箇所のニューロンが同時に発火して「超並列型処理」が行われることも大きな特徴だ。脳は身体と強く結びついているだけでなく、脳そのものが一体となって働いているのである。これによって、予想もしなかった記憶どうしが結びついて、脳の中に予期せぬつながりが生まれ、創造性をもたらしてくれるのである。

そして、生きた細胞によって作られた情報（記憶）は、その代謝活動によって自然に変化していく、という点も大きな特徴だ。記憶を作るために作られたタンパク質は、その記憶を思い出す努力がなければ徐々に崩壊して、記憶も失われていくことになる。逆に、常に刺激が加わっている記憶は増強されていく。常に刺激されている記憶は、その人にとって重要な情報ということに他ならない。記憶はどんどん変化していくものであり、そこに個性が生まれ、創造性につながっていくのである。

一方のＡＩは機械であるので、信号の伝わる速度は脳よりはるかに速いが、複数箇所の同時活性化が起これば混線してしまうため、同時並行処理は基本的にできない構造になっている。刺激と出力の関係は「一対一」で厳密に対応している。

そして、機械においては「一度取り入れた情報は、消えることなく蓄積していく」という点が、「忘れる」ことができる生きた脳との決定的な違いだろう。脳は、完全ではないにしても、重要な情報とあまり重要でない情報、正しい情報と怪しい情報を区別して、重みづけを変えることができる。こういった情報の取捨選択がなぜ重要かと言えば、間違った判断を最低限にし、個人ごとの考え方の多様性を生み出すからだ。

そしてもう一つ、脳と機械の決定的な違いがある。AIにおいては、持っている情報のほぼ全てがインターネット上にあるものに限られている、という点だ。インターネット上に膨大な情報があることは認めるとしても、実はその大半が人の手によって作られた情報であり、「そのものを感じさせる」情報ではない。一つのことに対して、視覚や聴覚、嗅覚、触覚など複数の感覚を統合した情報として記憶することはできないわけだ。

少なくとも、生身の人間が自然と接し、他の人間と接し、その中から五感を通して生まれた「身体知」と言える情報は、AIにおいて乏しいのである。したがって、対象を深く理解することはできず、そこに個性や指向性が生まれる余地は極めて低くなる。直観を持たないAIにとって、真の創造性を発揮することは至難と言えるだろう。

「忘れる」ための機能

本書では、ＡＩ時代に求められる直観的思考法について述べてきたが、その基盤となるのが脳全体に蓄えられた意味記憶であった。言葉にすることが難しい意味記憶は、どのようにして脳に蓄えられていくのだろうか。

優れた直観がひらめくためには、新たな記憶を獲得し、必要のない古い記憶を消して、常に脳をアップデートしておくことが必要だ。

記憶というものは実体があるわけではなく、「ニューロンどうしの連結において、電気信号が流れやすくなること」を指す。逆に、使われなくなった情報に関する神経回路は、電気が流れず、徐々にその結合部位が小さくなり、神経伝達物質やその受容体が減って、ますます電気信号が流れにくくなっていくのである。

ニューロンどうしの結合部位をシナプスと呼ぶ。そしてシナプスでの電気信号の流れやすさを変化させるのが「シナプス可塑性」という現象であり、ニューロンのネットワークが完成した後で記憶を生み出す原理となるものだ。

このシナプス可塑性について簡単に説明しておこう。シナプスでは電気信号をタンパク質、イオンなどのやり取りに変換することによって、信号の流れやすさを調節している。そして、グリア細胞がシナプスを包み込み、化学物質のやり取りを手伝うことによって、脳のニューロンどうしのつながりやすさを変化させるのである。

ニューロンを電気信号だけでつないだ方が、はるかに伝達速度は速く効率的である。しかし、それでは脳は環境の変化に応じて変化することができない。脳は、シナプスという一見非効率的な構造を作ることによって、常に変化できるようになっていたのである。

こうしたシナプスの働きが示すように、記憶を作ることと、忘れることとは表裏一体なのだ。

日々、五感を通して入ってくる情報は膨大な量に上り、それをそのまま全て記憶に残していたら、すぐに脳はパンクしてしまうだろう。さらに、精度の低い情報や古くなった情報などは、適切な判断を阻害する雑音となってしまう。情報を適切に取捨選択することによって、脳は常にアップデートして自分を取り巻く環境の急速な変化に追いついていくことができるのである。

そのためにまず脳がしていることは、記憶として取り込む情報にフィルターをかけて、注意を向けたこと、情動を動かしたことに限定している点だ。これらのフィルターは、個人差が非常に大きく、個性を生み出すおおもとであると言ってもいいだろう。その人特有の意味記憶のネットワークが、その人らしく考えることにつながる。

そして、人間の脳が次に行うのが「忘れること」である。

必要性が低いと判断された情報を取っておく必要性はないし、記憶を全て残しておいたら、脳は新しい情報を取り込む余地をなくしてしまう。それだけではなく、情報をパンパンに詰め込んだ脳では、情報を適切に取り出したり、つなぎ合わせたりといったことができず、考えること、そして新たな発想を生み出すことは難しくなってしまうだろう。

こういった記憶の取捨選択が、その人の経験に即した意味記憶のネットワークを作り上げ、「考える」ことの基礎となる。

一方のＡＩは、自然に忘れるということはなく、変化するのは情報量の増大という点だけである。しかも、その情報のほとんどがインターネットに依存したものであり、いい加減な情報、フェイクも含め、玉石混交である。後に誤りとわかっても、その情報を「忘れる」ことが難しいわけだ。

近年進歩の著しい生成ＡＩは、インターネット上の膨大な情報を検索して、私たちの質問に対して「それらしい答え」となる文章を作り出す装置だ。情報の真偽を見抜く力が備わっているとは言えず、膨大なネット情報を完全に網羅できたかどうかも疑わしい。生成ＡＩが実在しない判例を作り出し、弁護士がこれを引用して問題になった事例など、ＡＩの問題行動に起因するトラブルは数多い。これらはもちろん、ＡＩがわざとやっていることではなく、あまりに膨大な玉石混交の情報の中から、本当に必要な情報を抜き出すことの困難さを示すものだ。コンピュータの性能がどんなに高まっても、こういった誤りはなくならないだろう。

物事を判断する時には、有用で意義のある情報のみを選抜し、その意味を理解して相互に関連付けて、それをもとに行うべきなのである。そして、実際に脳はそのような機能を進化させてきた。疑わしい情報、あるいは無用な情報、つまり意味記憶のネットワークにうまく落とし込めないような情報は他のニューロンから刺激を受けることが少なく、徐々に消去されていく。それこそが経験知・身体知として脳内に蓄えられた記憶ネットワークの最大の強みであると言ってもいいであろう。

プロ棋士の羽生善治さんも、著書『決断力』（角川新書）の中で「何かを覚える、それ自体が勉強になるのではなく、それを理解しマスターし、自家薬籠中のものにする、その過程が最も大事なのである」と述べておられた。この言葉が示すように、理解して、自分の意味記憶のネットワークの中にしっかりと落とし込めた情報だけが、独創性につながる直観をもたらすのである。

生成AIがもたらしたもの

人間の脳とAIの違いをいくつか論じてきた。身体を持たず、忘れる力のないAIには、真の意味での創造性は生まれないであろうという考え方である。しかし、昨今のA

Iの急速な発展、特にChatGPTなどの生成AIの登場は、それまでAIに対して疑いの目を向けていた人々にも注意を喚起するようになったと言ってもいいだろう。生成AIはトレーニングされたデータに基づいて高品質な文章や画像、その他のコンテンツを提供することを可能にした。多くの職場で、仕事の効率化に貢献し始めている。

問いかけに対する回答を、短時間のうちに違和感のない日本語で作成して返してくれるし、ジョークを言ったり、人間が作ったかのようなエッセイを作成して我々を驚かせた。また人物の写真をゴッホの作風に似せた肖像画に変えたり、数十年後の老けた顔を予想するといったことも可能になった。果たしてAIはどこまで進歩するのか。最終的に人間並みの、いや人間を凌駕する創造力を持つに至るのか？

驚異的なスピードで進化しているAIが、さらに磨きをかけて「創造」を生み出していく可能性は否定できない。ここまで述べてきた「人間の脳の優位性」と思われる特徴も、新系統の知性にとっては全く必要ないのかもしれない。

だが、脳にも活路はある。脳は世の中のあらゆる情報を受け入れる可能性を残しながら、情報を絞り込むように進化してきた。一方のAIは全ての情報を取り込む方向で進化している。この違いは決定的であり、「全く違う系統の知性」と言ってもいいだろう。

そして、ＡＩは取り込むことのできる情報量は多いものの、対象を絞った時の「解像度」においては脳が勝ると言ってもいい。脳は注意を向けた対象に対して、五感全てを使って情報を集めることができる。そして、身体を動かすことによって対象に近づいて、さらに解像度の高い情報を取ることもできるのである。例えば、玄関先に置かれたシクラメンの花を見てみよう。寒い中でも凛々しく茎を立ち上げ、赤、白、ピンクときれいな花弁をつけている。近づいて見てみると、同じように見えていた一つ一つの花弁の形は異なり、色によってその厚みが異なっている。触ればしっとりと湿り気があり、ほのかに甘い香りがする。茎の下の方に密生している葉は、がっしりとしていて葉脈が太くて力強く、湿り気はほとんど感じられない。こういったことは、実物に近づいて見ればすぐにわかることだが、インターネット上の情報からは読み取れないことだろう。注目すれば、五感をフルに使った詳細な情報を採ることができるのだ。

人間とＡＩとでは、言語の扱い方も違う。脳が行う文章作成はどのような原則で行われているのか。バイリンガル、それも10歳以降に外国語を習得した人が脳にダメージを受けた場合、母国語の方が外国語よりも障害を受けやすい。これは、母国語が限局された言語中枢を最も効率よく使っており、外国語はより広い範囲の脳を動員することによってようやく言語機能を発揮しているからである。

脳には生まれつき構造的に、格助詞の使い方、動詞の使い方、といった文章の構造把握に最適化した部位があると考えられている。つまり、脳は文章構造を把握してから詳細を詰めていく、という手法を取っていることになる。

一方、ＣｈａｔＧＰＴによる文章作成は、単語の後に来る単語を膨大な文章データの中から確率論的に予測し、最も妥当な単語を選び出してつないでいくことによって行われている。この点において、人間の脳とＡＩによるアプローチは大きく異なる。

人間の脳が獲得してきた「創造性」は、優れた情報を絞り込んだ末にそれらがつながることでしか生まれてこない。生成ＡＩがここまでになし得たことは、あくまで「〜に似せた」新しい情報の作成ということであり、人間の仕事の効率化に貢献するとしても、

「創造」はできていないのである。

AIは心を持たない

生身の身体を持たないAIが、この先どんなにコンピュータ技術が発達してもできないことがある。情動がなく感情を持てないために、何かを積極的に追い求める指向性がなく、他者の心を想像したり、他者への思いやりを持ったりすることができないのである。つまり、AIは「心」を持てないということだ。人間であれば、相手を思いやり社会性の高い判断・行動をする、ということができる。これが社会全体を発展させる大きな力となってきたのであり、人間の圧倒的な優位性と言ってもいいであろう。

何かを決めようとした時に最も優先されるのが、情動を動かした情報であることは説明してきた。大昔は、それこそが生存のために重要なことであり、情動を動かす情報に迅速に対応したものが生き残った。恐怖や怒りの原因となったことにはいち早く決断をして行動に移さなければならないので、扁桃体からの指令は最優先事項となるわけだ。多くの場合、猛獣の存在や食料不足、天変地異などが恐怖や怒りの原因となった。

もちろん例外はあるが、今の時代に我々の最大の脅威となるのは、猛獣でも天変地異でもなく、同じ社会に住む人間である。社会生活を送り、皆で守りを固めて食料を備蓄しておけば、人間にとっての脅威は外敵ではなく、仲間の裏切りや食料の収奪ということになる。同じ社会の仲間から「変な奴」と思われたら、その社会から追い出されてしまうだろう。それは当然、生きていけなくなることを意味している。

社会で生きていくためには、その決定に他者への配慮はあるのか、という点を自問自答している必要があるわけだ。

高度な社会性を獲得した人間の脳は、単純な自分の欲求を満たすことよりも、直接ではなくても巡り巡って自分の収穫を高めるであろう行動をシミュレーションして選択することが可能になった。

他者が何を感じ、何を考えているか推測して社会的な行動を取る、というシミュレーションにおいて重要な働きをするのが、「想像力」である。そして、この想像力、つまり「心の理論」の基盤となっているのが分散系であることが、多くの研究で示されている。他者の気持ちを類推する時に、分散系の主たる構成領域である帯状回後部や前頭前野内側部が活性化していたのである。

そしてさらに、食べ物の獲得や他人からの賞賛など直接自分の欲求を満たす報酬の場合と、想像力を働かせて自分の欲求とは直接関係のない「社会性のある利他的行動」をした時に得られる報酬とでは、活性化される脳の部位が違うことが示されている。

バーミンガム大学のロックウッドらは、肉体的な負荷を伴う仕事を選択する時に自己の利益を優先するか、他者に配慮した判断をするかという選択肢において、脳のどの部位が活性化するかについてfMRIを用いて調べた。その結果、自己の利益を優先した場合には腹側被蓋野と呼ばれる脳幹の中脳背側部が活性化していた。この部分は系統発生学的に古い部分であり、本能的な欲求を優先する場合に活性化して、ドーパミン神経などを使って行動を起こさせる。

一方、利他的な行動選択をする時には、前帯状回という前頭前野と深い関係を持つ領域が活性化していた。帯状回は分散系の主な構成要素であり、利他的な行動は前帯状回が広い範囲の脳に働きかけることによって可能になることが示されたのである。

他者の心を推測するためには、その場の状況や他者の表情・行動・声などを分析して、自分の過去の膨大な意味記憶にアクセスしてそれを照合してみる必要があるからだ。分散系の活性化が想像力を生み出し、利他的な行動へとつながっていく。

こういった利他的で社会性の高い行動は、その人の身体的・精神的健康を高め、社会的な安定と経済的な成功をもたらすことも示されている。会話には毛づくろいと同様に個体間の信頼関係を深め、精神的安定をもたらす効果が見られるが、想像力を働かせることで、各個人の精神的な健康度はさらに高まるのである。

身体を持たないＡＩには、他者の心をくみ取る想像力がないため、他者への思いやりや共感するということもできないであろう。ＡＩには心がないのである。人間がリードしていかない限り、ＡＩどうしで高度なコミュニケーションを取り、協力して新たなアイデアを作るということも難しいだろう。仕事の効率化、便利さという点でＡＩの貢献度は非常に大きくなると思われるが、人類全体の進化の歴史から見た時、未来に向かって共同体としての社会全体を発展させていく力は、結局人間にしかないとみるのが妥当ではないだろうか。

AI時代を勝ち抜くヒント

前項で述べたことの裏返しでもあるが、職業というものは全て「人対人」つまり「人の思いを実現すること」に向けられていると考えれば、AIが完全にとって代わる職業というものは極めてまれで、AIを活用しやすい職業と活用しにくい職業がある、ということであろう。

むしろ私が注目するのは「どういった考え方の人がAIによって淘汰されやすいか」という点だ。

AIは知識・データの活用、そしてそこから導き出される論理的思考において、人間が全くかなわない仕事をする。つまり、知識の活用、論理的思考だけを武器とする人材の前にAIが立ちはだかるということになる。これまでの日本における高学歴人材、受験エリートと言われる人たちは知識と論理に強い人材であるのだが、それこそがAIの最も得意とするところである。これまでエリートと言われてきた人たちも、それだけに安住していたらＡＩに淘汰されることになってしまう可能性がある。

それではどのような人材がＡＩ時代において真に必要とされる人材になり得るのであろうか。

話は少しさかのぼるが、２０１６年にグーグルの開発した「アルファ碁」というコンピュータ・プログラムが、国際大会で18回優勝を誇る当時最強と言われた棋士であるイ・セドル九段と対局し、４勝１敗で勝ってしまった。ゲームとはいえ、最も古い歴史を持つボードゲームで無限に近い打ち手がある碁の世界で、人類の叡智と言ってもいい棋士を破ったのである。この「事件」は大きく報道され、人々に衝撃を与えた。

このアルファ碁は、膨大な数の人間どうしのオンライン対局をデータとして入力して、ＡＩが自律的に学習するようにアルゴリズムを開発したものである。このプログラム開発の優れたところは、いくつかの別バージョンとの対戦が何度も試みられて、プログラムのブラッシュアップが行われた点であろう。

私がこの対局で注目するのは、アルファ碁の「１敗」の部分だ。膨大なデータとそこから導き出される完璧なプログラム、さらにそこに磨きをかけるために繰り返された自己学習といった論理的に最強と言ってもいい戦略でも、人間に勝てない部分があるということだ。

3連敗したイ・セドルは、4局目の78手目で前例のない、非常に独創的な一手を打ってこの対局で勝利した。アルファ碁による過去の学習成果からすれば、あり得ない一手、確率がほぼゼロの一手だったのである。セドルは過去の全ての経験値が作った記憶ネットワークの中に、それまで3連敗した対局のデータを落とし込み、脳全体を結びつけることによって過去にはない一手を「創造」したのである。だからこそAIを出し抜くことができたのだ。

もともと囲碁は非常に複雑で、直観的な判断を要求されることの多いゲームであり、その世界チャンピオンは直観に強い思考回路を持っていたはずだ。一方で、AIは過去の膨大なデータから、最も勝つ確率を高める次の一手を計算することはできても、今まで経験したことのない一手に対する適切な対応は取れなかったということだ。

ここにこそ、AI時代を生きていく現代人の思考法に向けたヒントがある。

過去に前例のない事態を迎えた時には、その出来事の「意味」を考えて、過去の意味記憶ネットワークに落とし込んで新たな解釈を加えていく直観的思考が重要になってくるだろう。そして、さらにそれを柔軟に変えていける人がＡＩ時代にはますます求められてくるはずだ。囲碁がいかに複雑なゲームだとは言え、きっちりと決まったルールの中で、相手はただ一人と対戦するわけである。多要素からなる実社会で不特定多数の人間を相手に展開する活動においては、それとは比較にならないくらいの複雑性があり、過去の学習データを超えた創造性こそが勝ち抜く条件となってくる。そして、その創造性から得た新たな経験さえも、どんどんネットワークに加えて変えていける力が求められる。

それを生み出す方法が、脳を広く使った直観的思考なのである。

結局、何をやりたいのか

ＡＩは身体を持たないので、情動が生まれないという点は先述した通りである。情動に関しては、恐怖や怒りの対象に直面した時の生存をかけた緊急対応という点を強調したが、それと同じくらいに重要なのは、「情動記憶」と結びついた経験知がもたらす

「なにをやりたいか？」という思いである。

どんなことに対して「快」の情動が働くかによってその人の好みが決まってくるのだが、それはとりもなおさず「なにをやりたいのか？」を決める要素となる。情動がもたらす喜びこそ、その人にとって楽しみながら何かに取り組んでいく、そして失敗を繰り返しながらもそれを継続していく力になるのである。

不確定な要素が多いことに関して、意思決定をする時にはこの指向性が重要になる。例えば、家を買う場合でも、考慮する要素は近隣の住宅価格の相場の他、自分の仕事・収入はこの後どうなるのか、ローンの金利はどうなるか、どういう隣人たちと出会うのか、周辺地域の開発はどうなっていくかなど、不確定で予測困難なことが多い。当然ながら、データのみで理論的に決めたところで正しい答えなど出ないだろう。

「家を買う」という多くの人が経験する意思決定を例として出したのは、結局「自分はどうしたいのか」といった情動面の占める割合の高い領域だからだ。みんな「この家が気に入った」「この土地には昔からあこがれていた」「子供のために良い環境が欲しい」などといった思いで決めているはずだ。

長年の情動が無意識の中で形作った「自分はどうしたい」という情動記憶のネットワークが決めているのである。

身体とつながった人間の脳には、食欲や性欲、承認欲求などがあり、ごちそうや好みのタイプの異性を欲しがり、褒められれば喜んでまた同じことをやりたくなる。

考えてみれば、これら基本的欲求が人間の行動をほとんど決めてしまっているのだが、当然ＡＩには身体がないため、これらを欲しがることはない。また、人間の基本的欲求には新奇性の追求や好奇心があるわけだが、身体を持たないＡＩには存在しない欲求であるため、ＡＩは自ら進んで未知の難題に取り組んでいくこともないだろう。

このようにＡＩには情動がないので、何をやりたいか、という指向性は生まれてこない。「何のために」「何をやりたい」という生物として最も重要な点は全て我々人間の手にあるわけであるから、ＡＩに対してむやみに恐れたり、過剰に礼賛する必要もない。過去のデータをほぼ全て網羅してくれる、という革命的なこの技術を余すことなく活用していくべきだろう。

何をやりたいのか、目的をはっきりと持った人間にとって、ＡＩはこの上なく有用な相棒となるはずだ。裏を返せば、何もやりたいことを持たない人はＡＩに仕事を奪われ、ＡＩに使われるような立場になってしまう可能性があるだろう。

「考える」作業は人間の特権

一方で、教育という側面から考えると懸念材料もある。ここまでお話ししてきたように、人間の脳は、理解したことを意味記憶として蓄積し、一方で自分の美意識、情動面から必要のない記憶を積極的に消し去って、その人らしい記憶のネットワークを作り上げている。その人らしい記憶の集まりの中で、それら記憶の点をどのようにつなぐかが「考える」ということであり、そこから「問い」が生まれ、思わぬ記憶どうしが結びつけば、画期的な創造性につながる可能性がある。

一方、ＡＩはインプットした情報をもとに、その言葉の意味は知らずに、もっともらしい文章を作成することが可能である。意味を理解したうえで、考えることによって問題点が浮かび上がるわけだが、ＡＩは意味を理解していないから真の意味での「問い」

を立てられないのである。問われたことに対して、既存情報に沿って「答え」を出すことしかできないのだ。

環境からの新しい情報を得て、それを自分の意味記憶のネットワークに落とし込み、新たな結びつき・ネットワークを作り上げるという「考える」作業は人間の脳にしかできない。表面的に同じ文章でも、ＡＩが作ったものと人間の脳が作ったものは違うわけだ。

記憶の点をつなぎながら文章を練り上げることは「考える」作業の一つであり、この作業の中で物事の意味を再確認することによって「問い」が生まれるのである。文明の利器に依存して、この作業をおろそかにしてはならない。

生成ＡＩの多用により、人間が「考える」作業をしなくなった時、脳はどのように変化していくのであろうか？

少なくとも教育の現場からこういった考える時間をなくしてしまうことは危険だ。すでに答えのある問題には、知識を暗記して答えればよいわけだが、その点に関しては人間はＡＩに勝ち目がない。しかし、疑問を持つことは人間にしかできないのである。物事の意味を理解し、問いを立てていくことの重要性を再確認しなくてはならない。

こうした点を考慮すると、ＡＩによる文章作成を活用していくのは、脳が成熟した18歳頃を過ぎてからにした方が無難だろう。そこを誤れば、これから10年後20年後に「ＡＩネーティブ」が社会の中心を担うようになった時に、考えることのできない人間ばかりとなり、人々はＡＩに使われるのみで、社会の新たな進歩は望めなくなってしまうかもしれない。逆に、考えることのできる人間にとって、ＡＩは最高の頼れる相棒であり、社会の革新は加速していくはずだ。

創造力を発揮する時に大きな壁となるのが集中力であることはすでに説明したが、まさにＡＩはこの集中力の必要な仕事から人間を解放してくれる可能性がある。うまく活用すれば、人間の創造性をより一層発揮させる有用なツールとなるのである。

考えるからこそ人間なのである。ＡＩネーティブの世代には、そのことをしっかりと伝えていくことが必要だ。

第6章　直観力を発揮する

良質な記憶を増やす

ここまで、物事を決定する時にはデータ分析を行ったうえで、それだけをもとに判断するよりも、直観的思考に頼った方がいいということを見てきた。その直観力の源は、脳に広く蓄えられた意味記憶である。私があらためて強調しておきたいのは、歳を重ねることによる意味記憶の蓄積が、優れた直観力の発揮に欠かせないということだ。もちろん、若い人でも直観力の優れた人はいるし、むしろ革命的な着想は若い人の特権であろう。これはむしろ、余分な知識・記憶が少ないために、ある事柄に対して突出した直観が働くからで、それができるのは、天才あるいはそこまでいかなくても非常に才能あふれた人ということになる。

しかし、平凡で突出した才能のない人間でも、脳の使い方次第で優れた直観にたどり着くことができるかもしれないのである。そのためにはどういったことを心がければいいのか。当然ながら、直観というものは、「さあ、直観を出すぞ！」と頑張って得られるものではない。普段からの準備と、何か目的を持って考え始めた時の思考法が重要なのである。

より優れた直観にたどり着くための「思考法」を探っていこう。

まずは「良い記憶」を蓄積することが大切になる。積み重なった経験次第で、次の経験で何を記憶に取り込むかが決まってくる。これは連鎖反応のようなものであり、良い経験が良い記憶を作り、それが次の良い記憶を呼び込むことになる。

注意したいのは、「良い記憶」の意味合いである。なにも、良い結果だけが重要であるとか、贅沢な経験や人もうらやむような経験などを積み重ねなさい、と言っているわけではもちろんない。

その過程が重要なのである。前章のＡＩとの比較で説明したが、「何をやりたいのか」目標を持って、常にそこを見据えながら、その時々で精いっぱいの努力をしてきた中での経験こそが「良い経験」と言えるはずである。そういった経験は記憶のネットワークに残り、また次の良い経験をもたらす。

結果は、良くても悪くても、本質的には何の違いもない。経験とは継続することが重要であり、結果も過程の一つと考えれば、どちらに転んでも「良い経験」となって素晴らしい直観につながる経験値となり得るのである。こういった経験の積み重ねは、ある程度時間がかかるものであり、「良い記憶」の蓄積はやりたいことを継続してきた中で初めて実現できるものだろう。

そして、その経験は分野を問わない。およそ現代で「仕事」と言われている内容であれば当然であるし、趣味でもよい。むしろ、継続して取り組んでいくためには「好きなこと」や「やっていて楽しいこと」である必要があるので、配置換えがあったり、役職が変わったりする可能性がある仕事関係よりも、趣味の方が一貫性という点で優れているかもしれない。

ゴルフやテニスといったスポーツ、切手や昆虫の収集、カメラ、全ての旧街道を踏破すること等々、どんな世界でものめり込めば楽しいし、のめり込んでいくほど、積極的に乗り越えたくなるような壁ができる。それらが困難を克服してきた「良い記憶」として、記憶のネットワークを豊かにしてくれるだろう。趣味を持つことが人生を豊かにしてくれるとよく言われるが、これはすなわち、記憶のネットワークを豊かにするということでもあるのだ。そして、もし仕事の中に趣味のような楽しみと一貫性を見出せるのであれば、とても幸せなことだと言えよう。

直観に年齢の壁はない

意味記憶の蓄積が、優れた直観力の発揮に欠かせないということは、すなわち全ての人にとって、直観力は「今」が最も冴えわたっているのだと言える。人生の経験知は「今」こそ人生で最大に達しているはずだからだ。歳を重ねながら、仕事も趣味も真剣に取り組むことによって、その人の「良い経験」として蓄積している。

しかし、現実はそう単純ではなく、脳の加齢によって変化が起きてくることは否めない。脳は生きていて、新たな経験知を記憶として残すと同時に、加齢による脳細胞の死と脱落・減少によって意味記憶のネットワークも少しずつ失われていくからだ。

残念だが、こればかりはゼロにはできない。進化した脳は、全身の20%にあたる大量のエネルギーを消費する「最も贅沢な臓器」であり、その代謝負荷と酸素消費による活性酸素の影響によって「最も維持の難しい臓器」であるからだ。

自然界の原理を見出すという科学の分野においては、比較的若い時の方が直観力を発揮しやすい、ということはあるだろう。まだ量としては少ない意味記憶が、その量が少ないがゆえに非常に効率よくつながったような場合があり得るからだ。

とはいえ、アインシュタインは26歳の時に特殊相対性理論を発表してから、その発展形である一般相対性理論を完成させるために、その後10年間を要した。科学の分野においても、脳の成熟がある程度必要だということは往々にしてあるわけだ。その分野で日々研究をし、試行錯誤をして、考え抜いて、そういった経験から生まれた意味記憶のネットワークが直観を生み出すという点では、天才と言われる人たちでも、私たちでも大きな違いはないのである。

将棋という非常に厳しい勝負の世界でも、経験値が大きな意味を持っている。棋士の羽生善治氏は著書『決断力』の中で、「直感の7割は正しい。それまでにいろいろ経験し、培ってきたことが脳の無意識の領域に詰まっており、それが浮かび上がってくるものだ」と述べている。一局一局に全力を傾け、その勝ち負けの中で得られた経験知が、いま目の前の局面で最適な差し手を「啓示」してくれるのである。

重要なのは、それまでの対局において最大限の努力をして、それがどうして勝ちや負けにつながったのか、という「指し手の意味」を理解して、広い脳に蓄えられた意味記憶のネットワークに落とし込んでいるかどうかということだ。羽生氏が50歳を過ぎた今でも第一線で活躍しているという事実は、直観が年齢によって制限されるものではないことを示していると言ってもいいであろう。

ましてや、この複雑な人間社会でどのように行動するべきかという問題にも、直観が大きく影響している。マサチューセッツ工科大学のアゾレイらが起業した人たちの成功率を分析したところ、30代の起業家よりも50代以降の起業家の方が高い成功率を示した。ある程度年齢を重ねた起業家の方が、やりたいことを追い求める中で豊富な経験知を蓄えて、言葉にできない直観力で仕事を成功に導いたのだと考えられる。

50歳を過ぎてから起業する、というのは多くの人にとって腰が引けてしまうことではないだろうか？　しかし実際には、起業において、「若さ」は成功の必須要素ではなかった。起業する、あるいは組織のリーダーとして多くの人々の思いを一つにしていくためには、バランスの取れた直観力が必須となるからだ。ある程度歳を重ねて、成功も失敗も含めて豊富な経験を持っていることが、起業という勝負所で生きてくるのであろう。

つまり、優れた直観力を得るためには、「良い経験」に裏打ちされた意味記憶の蓄積、その記憶どうしのネットワークの構築、これらが豊富に存在することが必要なのである。理解して獲得した意味記憶に関しては、加齢によって失われる部分よりも蓄積される部分の方が優勢となることが示されている。

加齢という制約の中でも直観力の向上は可能であり、そのためには、仕事や趣味においてやりたいことを追い求める中で努力して、経験を積んで、理解して、その過程を意味記憶として蓄積していくことが重要になるわけだ。

分野によって、若い人が得意なこと、歳を重ねた方が有利なこと、といった違いがあるのは事実であるが、継続して取り組んで良い経験を蓄積する、という努力から生まれる直観力に関して年齢制限はないのである。

「なぜ」の問いを立てる

ここまで、直観力を発揮する準備として、豊富な記憶のネットワークが必要であることを強調してきた。しかし、〝豊富な〟と言っても脳に蓄えることのできる記憶の量は有限である（拙著：『忘れる脳力』）。

では、何を記憶のネットワークに残していけばいいのであろうか。我々は日々の生活の中でいろいろなことを経験し、メディアやネットを通じても世界中の情報が洪水のように脳内に流入してくる。それらを全て記憶しておいては、脳に余力がなくなってしまうだろう。

前章で、生きた細胞で作られた人間の脳では、忘れることができるのが大きな特徴であることを説明した。実はこれが、創造につながる重要なポイントなのである。

私たちは小さいころからたくさんの試験を課せられてきた。授業で教わったこと、教科書に書いてあったこと、それらをいかに記憶に残し、答えられるかが勝負だったわけだ。学校の試験前であれば、単語帳や対策ノートを作って、それに何度も目を通すことによって、脳のニューロンに電気を流し、シナプス可塑性を強化して記憶していく。それはもちろん時に必要な努力ではあるが、試験が終わればすぐに消えてなくなって、人生の役に立ったというケースはあまり多くないだろう。

では、どのようにして、人生の財産になり得るような、しっかりと自分の記憶のネットワークに組み込まれた記憶を作っていけばいいのか。情報に接した時に、記憶に残すべきものと忘れてしまってもいいものを区別することはできるのか。

ここで重要になるのが、情報の枝葉を切り落とし、その本質を常に見るように努力することだ。何が本質か?という問いに対する正解はもちろん簡単にはわからない。しかし、毎日経験する情報から、常に「なぜ?」という問いかけをして考えることが重要なのである。

その内容は、具体的なことでも良いが、抽象化した問いの方が思考を深めるうえで有効な場合が多い。考えて、考えて、考えて、その結果腑に落ちたことは本質に近く、記憶のネットワークに残りやすくなる。問いを立てることの重要性はそこにある。思考の前提や課題に対して常に疑いの目を向けて問いを発していくことが、優れた直観につながるのである。

試験勉強の例で見たように、考えることをしないで得た情報は記憶のネットワークに残りにくく、忘れやすい。考えた結果として残る記憶、それこそがその情報の「本質」に近いものなのだと言えるだろう。

万人に共通する「物事の本質」というものはおそらく存在せず、それぞれの人が考え抜いて作り出すものではないだろうか。そして、その人が築き上げた記憶のネットワークが、今までにないつながり方をした時が「創造」の始まりである。それはその人にしか発想できないものだ。

「本質を見る」と言っても、何も難しいことを求めているわけではない。「なぜ?」の問いかけを常に自分に投げかけながら日々の生活を送ることで、少しずつ見えてくるものなのである。「なぜ?」と問うことは、その課題の上流に向かって一般化・抽象化していくことであり、その課題の本質に近づいていくこととも言える。

他者との会話から生まれる化学反応

他者との会話は、自分の中で固定してしまった視点を動かし、新たな着想をもたらすトリガーになり得るものだ。いつもと違う視点を持つことはたやすいことではないのだが、人との会話が容易にそれを引き寄せてくれることがある。

自分とは全く違う経験を積んできた他者の脳とのやり取りは、刺激をもたらすとともに新たな発見にもつながって、脳を変化させていくために有効な手段となる。

「人の意見を聞く」という行為は往々にして、その人の意見を一部取り入れて、人間関係を円滑にするための手段として使われがちだ。しかし、物事を判断する時に、人の意見を聞くという行為には、もっと本質的な意味合いが含まれている。

無意識の中で新たな記憶どうしのつながりを得る、ということである。

2人である事柄を考えたとするると、その2人は全く違う経験をしてきているわけだから、2倍の意味記憶の量に跳ね上がる。さらに、そこで意見を交わせば、新たな視点を得ることができて、自分の中の意味記憶ネットワークが今までと違うつながり方を見せるようになる。結果として、2倍以上の脳内ネットワークを活性化させることが期待でき、より本質に近い、より多くの人を納得させる判断が可能になる。

人の意見を聞いて新たな視点を得る、ということが、自分の脳内に眠る膨大な意味記憶のネットワークをフルに活用するための有効な手段なのだ。

ここで重要なのは、人の意見は素直に聞いて、「なるほど」と思えば意地を張らずに取り入れる姿勢だ。そして、無意識の中で自分の考え方が変わってきた時には、素直に脳が語りかけるその声に従うこと。


そして会話には、やり取りされる情報の有用性とは別に、言葉を交わすという行為そのものに重要な意味がある、という説がある。

社会脳仮説で有名なロビン・ダンバーが、人間の言葉のやり取りは他の霊長類の毛づくろいと同じ意味を持つという考えを提唱したのである。毛づくろいは個体間の信頼関係を深めるために行われ、利他的・社会的な行動の一つとされている。人間では、この毛づくろいの代わりに言葉のやり取りを行うことによって個体間の良好な関係を効率的に維持できるようになったと考えられている。

つまり、会話を楽しむことは、新たな視点や情報を得たりするだけでなく、精神的な安定をもたらす重要な機能があるということになる。もちろん、この仮説が正しいかどうかはまだわからないが、人との会話が精神的な安定をもたらしてくれる、という点には肌感覚として賛成したくなるところだ。


ところで、こうした会話の効果は、相手が人でなくても成立する可能性がある。最近では、巧みに言語を操る高度な人工知能（ＡＩ）が出現し、急速に普及しつつあるからだ。会話が、私たちの脳に気付きをもたらすきっかけを作るとしたら、なにも相手が人間である必要はないのかもしれない。ＡＩは私たちよりもはるかに多くの知識を持っているわけだから、そこでの会話も多くの気付きを与えてくれるだろう。

最近のＡＩの急速な進歩によって、対話型ＡＩが人の能力を引き上げてくれるという可能性をもたらしたのである。

しかし、そこには条件があることを指摘しておきたい。その条件とは、ＡＩ自身に指向性があり、個性があることである。自分としか会話をしないＡＩであれば、自分の好みに寄せた会話を展開する場合も多く、それだと会話をすることのメリットは失われてしまう。少なくとも現時点では、ＡＩに指向性があるとは言えない。

あくまでも、自分とは全く異なる個性との会話こそが新たな気付きをもたらし、想像力を育んでくれるのである。

散歩で五感を刺激せよ

直観につながる考え方を見てきたが、次は直接的に記憶のネットワークを揺り動かすような脳の使い方を見ていこう。第３章で説明した「五感を活用すること」に大きなヒントがある。

私たちが直観を得るためにできる最善策は、脳にさまざまな知覚刺激を与えることだ。五感には、視覚刺激、聴覚刺激、触覚を含む体性感覚による刺激、嗅覚刺激、そして味覚刺激が含まれる。これらをバランスよく脳に与えられる方法として、散歩に勝るものはないだろう。

街中であれば、行き交う人々や車、店や建物などが常に視覚に入ってきて、同じシーンに出会うことはない。人々のざわめきや、車・電車などの音も脳を刺激する。自然の中であれば、海や空、太陽の光で刻々と変化する川面の色、木々の緑や季節ごとの花たち、風や波の音、鳥や動物の鳴き声などなど、常に新鮮な驚きに満ちている。そして、風を感じること。頬をなでる風、少し汗ばんだ時に服が風をはらんだ時の気持ちよさ。全身の皮膚知覚を通して、テレビやスマホの画面からは決して伝わらない感覚が脳に伝わる。

これらは全て脳を刺激してくれる可能性があり、思わぬ記憶どうしが結びつくきっかけを与えてくれる。散歩によって分散系が活性化されるのである。

また、散歩では四肢の筋肉が程よく使われて、その感覚系の一部である位置覚の刺激が脳に行くとともに、心臓や肺からの知覚刺激も脳に届く。筋肉から作られる、さまざまな細胞成長因子も脳を活性化する働きがある。筋肉は、脳細胞を護り、その成長を助ける物質の製造工場であると言ってもいいだろう。

日本にも外国にも、「哲学の道」というものが存在する。イマヌエル・カントやゲオルク・ヘーゲルたちが散策したと言われるハイデルベルクが有名だが、京都にも歴史上の多くの哲学者のみならず、現在でも多くの観光客に人気の道がある。「哲学の道」である。桜や紅葉で四季折々に景色が変化する美しい小道で、琵琶湖からの疏水《そすい》を眺めながらの散歩に多くの人々が訪れる道である。昔から多くの人が、美しい景色や変化する景色の中でゆっくりと歩きながら思索をすることが、新たな着想につながりやすいことに気付いていたということだろう。

1967年にアメリカの心理学者ギルフォードによって考案されたAUT（Alternate Uses Task）という検査法があり、脳内における「多様な考え方」を検出するために用いられている。これを用いた顕著な研究成果として、歩いている時と、座っている時で思考の多様性がどのように変化するかを調べた研究が挙げられる。外を歩いていると、部屋の中で座っている時よりも81％も思考の多様性、すなわち創造性が増したのである。この研究では、家の中を歩く場合や、外を車いすで動く場合なども併せて検討されたが、「外を歩く」ことが最も創造性を引き出してくれることがわかった。

一般的に、散歩をすることによって、既存の考え方から類推して新しい考え方を生み出す「アナロジー思考」の力や、記憶を意識下に引き出してくる力が増強されることが、多くの研究から示されている。

一方で、医学生に複雑な症状を呈する模擬患者のデータを見せて、「座っているとき」と「部屋の中を歩いているとき」でその診断力の変化を調べる研究が行われた。その結果はどうであったか？

この場合は、統計学的な差は見出されなかったのである。これは創造性を見る検査ではないが、考え方の多様性を調べることはできているはずである。「歩く」という行為だけでなく、「外へ出ること」による知覚刺激もやはり重要な要素になっていると考えられる。

これらの研究の延長で、もう一つ面白い結果を紹介しておこう。何か交渉事をする時に、座って行う場合と、一緒に歩きながらする場合の違いが調べられた。結果は、交渉の成立、という点で見ると差がつかなかったが、「相互に好感を抱く」という点に関して、歩きながらの場合にポイントが高かった。室内で面と向かって話すより、外で肩を並べて同じ方向に歩くことは、共同作業をしているのに似て共感的な関係が築かれやすいのである。

さらに、女性だけに絞ってみると、交渉の成立に関しても歩くことの効果が確認された。女性は男性に比べて「座って顔を見ながら交渉をする」ということに関して負の感情を抱きやすいことが影響したのではないかと考察されている。女性に好意を持ってほしかったら、「一緒に歩く」というのが特に有効ということだ。

このように、外に出ることにより得られるさまざまな知覚刺激と、歩くという動作のもたらす効果はそれぞれ創造性を高める効果を持っているが、この2つを合わせた「散歩」という行動は非常に効果的なのだ。散歩は分散系を活性化して、考え方に多様性をもたらし、良い感情を抱きやすくするのである。

視覚は脳を広く活性化する

五感の中でも、視覚刺激の占める割合は非常に大きい。視覚は人間の知覚情報のうち最大のものであり、その80％を占めていることは第3章でご紹介したとおりだ。眼球でとらえられた光は、視神経などの視路を通って、後頭葉にある一次視覚野に至る。この視覚情報はさらに、後頭葉から側頭葉へ向かう腹側経路によって記憶と照合されるとともに、頭頂葉へと向かう背側経路によって運動の制御と関連している。

つまり、視覚情報の分析と活用には、広い範囲の脳が関わってくるのである。だからこそ、脳神経外科の分野で患者さんの意識状態を評価する時には「目が開いているかどうか」が大きな要素になってくる。目が開いていれば、脳の広い範囲が刺激を受けて活性化していることを示しているのだ。

特に最近明らかとなったのは、一次視覚野の後頭葉と分散系のハブである楔前部《けつぜんぶ》が双方向に緊密な情報交換をしているという事実だ。

内なる世界の情報、すなわちその人の脳に蓄積された記憶と、外の世界からの最新情報、つまり視覚情報が中心となった知覚情報が統合されて、認知活動が深まっていく。

例えば、遮蔽物によって隠された部分がある物体の認知について考えてみよう。異なる領域を同一の物体であるとみなすための認知処理が必要であり、それは過去に経験した視覚情報に関するいろいろな記憶を参照することで生まれる。さらには、その物体の周囲がどういった状況になっているのかも含めて、「それが何であるか？」が総合的に判断されるわけだ。視覚情報の精密な分析には、過去の記憶を総動員して、脳を広く使った思考をしなければ正解にたどり着けないのである。

視覚情報の大きな特徴として、情報量が豊富であるがゆえに、注意を向けた情報のみが取り込まれる、という点がある。注意を向けていない情報は、中継点である視床でフィルターがかかり大脳皮質まで届かない。これは聴覚などでも経験されることで、いろいろな音が錯綜する雑踏でも隣の人物と会話ができるのは優れたフィルター機能のおかげだ。しかし、視覚ではこれが非常に顕著であり、暗闇の中をサーチライトで照らす感覚に近いと言ってもいいだろう。

散歩と言わずとも、外を歩くときは注意を固定せず、少しキョロキョロと周りを観察するくらいの習慣が望ましい。電車の中などでも、周りの人に不審がられないように注意しながら、周囲や窓の外に視線を動かしてみよう。誰でも目覚めているときは大量の視覚情報を取り込んでいるわけだが、ともするとサーチライトに照らされた部分だけ注目してしまい脳の一部分だけしか活性化しなくなってしまう。歩きスマホなどは、危険であると同時に、素晴らしい情報にあふれた外の世界を遮断してしまう非常にもったいない行動と言えるのではないだろうか。

絵画などのアートがもたらす直観

視覚を活用することが直観を得るために効果的であることを述べてきたが、その応用編として、「アート」の活用について見ていこう。前項で、視覚における「注意」の重要性について触れたが、アートはしばらくの間、注意を独占しても十分に価値のある対象だ。

アートといえば、ニューヨークは世界経済の中心でありながら、同時に芸術の街であるとも言える。世界3大美術館に数えられるメトロポリタン美術館を筆頭に、5番街沿いにあるグッゲンハイム美術館、モダンアートの世界では最も権威があるとされる近代美術館（ＭＯＭＡ）の他、ホイットニー美術館、ニュー・ミュージアムなどなど、多くの美術館が比較的狭い範囲に集中している。

なぜ、これほどの美術館がこの狭い地域に集中しているのか？　もちろんこの問いに明確な答えを持っているわけではないが、私なりの仮説がある。経済活動にしのぎを削り、常に独創的な判断を求められるトップ・ビジネスマンたちにとって、美術館でアートを鑑賞しながら過ごす時間が、なにより重要だからではないだろうか。

ｆＭＲＩによって、人が絵画を見た時の脳の活性化部位が調べられた結果、その絵画の種類によって興奮する部位が異なっていることがわかった。人物画を見ている時は、扁桃体と側頭葉下面の紡錘状回《ぼうすいじょうかい》という部位が活性化していた。この紡錘状回には、人の顔の形に特異的に反応するニューロンもあるとされている。風景画では海馬、静物画では視覚の中枢である後頭葉が活性化していた。

しかし、これらは絵画を短時間眺めた時の変化である。優れた絵画、そして好みの絵画に向き合って時間をかけて鑑賞した時には、最終的にはその人の分散系が活性化され、いままで意識されることのなかった記憶が揺り起こされる感覚を味わうことになる。

そして、いろいろな想像力が掻き立てられる。この画家はなぜこの絵を描いたのか、その意味は何か、そこに描かれた道の向こうに何があるのか、この窓の中には誰がいるのか、この人はなぜここにいるのか等々、その絵画の世界が広がっていく。過去の記憶が絵画によって刺激され、思わぬ形で意味記憶がつながり、思わぬ創造性へとつながっていく可能性があるのだ。

優れた画家は、その場面、その風景に「意味」を見出すことによって創作をスタートする。その時、画家の脳の中で起こっていることは、一見なんの関係もないように見える記憶の数々と現実に見えている場面をつなげることであり、そこで見出した「意味」を目の前の作品に落とし込んでいるのである。もともとは無関係であった意味どうしが結びつくことによって、それを見る者の脳に蓄積された意味記憶のネットワークをつなげるきっかけとなり得るわけだ。

ここまで何度も強調してきたように、今までつながっていなかった記憶どうしがつながり、そこに新たな解釈・視点が生まれることが直観なのである。絵画をじっくりと鑑賞する時には、その刺激で記憶どうしの思いもしなかった結びつきが生まれ、直観をもたらしてくれることが期待できる。美術館で絵画と向かい合うときは、このことをよく理解しておこう。

アートから直観を得るためには、「眺める」のではなく、分散系が活性化するまでゆっくりと時間をかけ、「鑑賞」あるいは「観察」することが重要になる。全体の構図から細部にいたるまで、しっかりと観察すると、日常生活では出会えない刺激となるはずである。その際に、その作品の時代背景や作者の人物像を知っておくと、より強く意味記憶ネットワークが刺激されることになる。

絵画などのアートを鑑賞することによって脳にもたらされる効果はそれだけではない。アートを美しいと感じる時には、喜びの中枢が活性化するのである。絵画の鑑賞によって、報酬系の、特に前頭前野眼窩面が強く活性化することが多くの研究から示されている。それは、おいしいものを食べた時の喜び、セックスの快感をもたらすのと同じ部位であり、人間にとって根源的な喜びと言ってもいいだろう。喜びそのものが脳の広い範囲を結びつけることは、第3章でお伝えした「拡張・形成理論」でも示されている通りだ。

そして、もし可能であれば自ら絵筆をにぎり、気になった風景を絵にしてみることをお勧めしたい。分散系をつなげる効果は、絵を鑑賞するだけよりも、実際に絵を描く方が強いことが示されているからだ。手を動かすことで、運動の中枢も刺激されて、脳を活性化する効果が増すわけである。

アートは脳全体に蓄えられた言語化できない意味知識を揺り起こし、それらを結びつけて直観をもたらす重要なきっかけとなるだろう。

良い香りは無意識の中で作用する

第3章で、種々の知覚のうち、嗅覚だけは視床を経由せずに記憶の回路と直接結びついていることをお伝えした。記憶と嗅覚の情報は、密接に関連しているのである。

香りには、オレンジやユーカリなどの香りや焼き肉のジューシーな匂いなど、多くの人にとって心地よいものと、腐敗臭や汗くさい体臭のような不快なものがある。これらの違いはどのように判別されているのだろうか。不快な匂いは側頭葉内側部にある一次嗅覚野を短時間で刺激し、危険な獣や有害物を回避するための行動をとらせる。危険を回避するためには瞬時の判断が必要だからだ。

一方、心地よい匂いは、それより遅れて一次嗅覚野のみならず海馬や前頭前野眼窩面、前部帯状回など広い範囲の脳を活性化していたことが報告された。前頭前野眼窩面は喜びを生み出す神経回路であり、前部帯状回は報酬の程度を評価する働きがある。そして、喜びの情動が脳を広く活性化して、優れた直観につながりやすいことも見てきた。つまり、心地よい香りは記憶力と創造力を合わせて高めてくれる可能性があることになる。

実際に、カリフォルニア大学アーバイン校の研究チームが、ローズ、オレンジ、ユーカリ、レモン、ペパーミント、ローズマリー、ラベンダーといった香りを毎晩睡眠中に嗅がせることで認知機能に良い影響が出るかどうかを調べた。この研究の優れた点は、嗅覚が直接に嗅皮質につながっていることから、睡眠時の刺激でも効果が得られるという仮説を立てた点にある。嗅覚以外の刺激では視床を経由するため、注意が向いた知覚情報を増強して大脳皮質へ送ることになり、覚醒を誘導してしまう。

実験結果は期待通りのもので、耳で聞いた言葉をいくつ記憶できるかをみる検査で、嗅覚刺激を行ったグループでは行わなかったグループの2倍以上の改善が見られた。さらに、これに伴って、側頭葉と前頭葉を結ぶ神経回路が増強されていることも確認されたのである。

豊かな香りに囲まれた生活は、認知機能を改善し、脳を広く活性化することによって創造力も豊かにしてくれる可能性が示された。睡眠中に行えることもこの方法の利点であり、本人の負担は少ない。また、深い睡眠を安定的にもたらして睡眠の質を高める効果も認められており、一石二鳥と言えるだろう。

豊かな香りを日常に取り入れるなら、先述の研究チームのように、自動芳香器を用いて寝室をお気に入りの香りで満たすのが一手だ。ただし実験の際には、毎日違う香りで、芳香器を2時間オンにしておく、という設定であったことを強調しておきたい。この

「違う香り」というところが重要で、複数の香りをミックスして部屋に満たしても同じような効果は得られないようだ。

時間的な要素や匂いの強さも、効果に影響を与える要素である。当然ながら、あまり短い時間、弱い香りでは効果が薄くなってしまう。香水やオーデコロンといった強い香りは、好き嫌いも分かれるし仕事柄難しいという人も多いだろう。

お勧めは、入浴剤の活用だ。私も7~8種類は常備しておいて、毎日、違う香りの入浴剤を使っている。「今日はどれにしようか」と考えるのも楽しくて、お風呂の時間が豊かになった気がしている。先ほどの論文が出る以前からやっていたことであるが、「毎日違う香り」という点でも理にかなっていたことになる。ただし、難点を挙げるとすれば、お風呂の場合は芳香に満たされる時間がせいぜい15分から20分と短い点だ。とはいえ、こういった芳香剤が嫌いでなければ試してみる価値はあるだろう。自分の好きな香りに満たされる時間が、直観力を底上げしてくれるのである。

運動は脳を広く活性化する

脳は身体の一部であり、身体とともに変化する。運動が脳に与える影響はいろいろな角度から研究されており、「運動が認知機能を改善する」ことに関しては多くの研究者が認めるところだ。ピッツバーグ大のエリクソンらは、60代の高齢男女を対象にルームランナーを用いた歩行エクササイズを行わせて、1年後には、記憶試験での有意な改善を確認している。

運動によって、脳にどのような変化が起こっているのだろうか。運動が脳にもたらす効用としては、三つの点が挙げられる。

一つ目は、海馬という記憶を作り出す中枢での神経新生が増える点だ。エピソード記憶と意味記憶の多くの部分は、この海馬での新生ニューロンが担当して、まずは短期記憶として保存される。その後、改めて何度か入力刺激が繰り返された情報については、大脳皮質へ移動して長期記憶として保存される。逆に、海馬に残った大脳皮質へ移動していない短期記憶は、新たに生まれる新生ニューロンによって消去されていくのである。

記憶に関しては、むしろ選ばれし少数の精鋭のみが保存され、それ以外の「余分な」情報はどんどん脳から消去されていくと思っていた方が良いだろう。

実際に、マウスを使った記憶に関する実験を行う場合には、海馬での神経新生を増やす操作として、薬物などを使うよりも「回し車」と呼ばれるマウスが中で走るとクルクル回る器具を用いることが多いのだが、彼らは飽きることなくこの回し車を回し続ける。その後、実際にマウスの脳を新生ニューロンだけを特異的に染め上げる物質で調べてみると、動かなかったマウスよりも明らかに豊富な新生ニューロンが確認できる。

人を対象にしたMRIを用いた研究でも、運動を行ったグループでは海馬のサイズが2％ほど大きくなっていることが確認されている。高齢者では、健常な人でも年間1～2％の割合で海馬が萎縮していくことが知られており、「2％の増大」は非常に大きな改善と言えるだろう。新生ニューロンが海馬を大きくしたのである。

二つ目の点として、運動が喜びの神経回路を直接活性化することが挙げられる。運動と脳血流の関係を調べてみると、自転車型フィットネス器具のペダルを踏むことによって、喜びを生み出す中枢である前頭前野内側部や前部帯状回の血流が増加することがわかっている。つまり、運動は直接、喜びや「好き」という思いを引き出していたのだ。人間は「動物」であり、大昔の祖先からずっと動き回ることで危険を避け、食物にありつき、生き延びてきた。喜びの情動をもたらす回路は、3歳くらいにはできあがるのだが、動くことがもたらす喜びはもっと根源的で、おそらく生まれた時には多くの人間に備わっている性質なのだろう。

三つ目の効用は、運動によって筋肉で作られる細胞成長因子が分泌される点であり、上に示した2つの要因にも関係している可能性がある。筋肉が働くと、筋細胞で作られる「血管内皮細胞増殖因子（VEGF）」と「インスリン様成長因子－1（IGF－1）」という2つの細胞成長を促すタンパク質が血中に放出される。これらは脳に届いて、大脳皮質や海馬から「脳由来神経栄養因子（BDNF）」を分泌させる。このBDNFは脳細胞の生存を強力に助ける働きを持っており、細胞どうしのつながりも強化して記憶力や意欲を高める働きがある。また、先ほどの海馬での新生ニューロンが生存し成熟していくためにも、必須になる物質なのである。

つまり、筋肉と脳は素晴らしいパートナー関係にあるということだ。脳は主に全身の筋肉を協調的に動かすために発達してきた。筋肉の側では、自分を動かす脳がしっかりと働けるように、ニューロンやグリア細胞が生存しやすい環境づくりに一役買っていたのである。自転車をこいで風を切って走っていると、それだけで気分爽快、いっときではあるが幸せな気分になるはずだ。おいしいものを食べるのと同じくらいにポジティブな情動で脳を揺さぶってくれる。

ただし、分散系を活性化する運動というのは、あくまで適度な量のものだ。先ほどのエリクソンらの研究でも、少し速足のジョギング程度、時間も5分から始め、日を追うごとに少しずつ増やして、最終的に40分程度という、身体に適度な負荷をかける量であった。個人差はあるが、これをはるかに超えるような過酷な運動はむしろストレスを増やしてしまうし、勝ち負けや記録にこだわると、むしろ集中系を活性化してしまう。リラックスできて爽快感を感じる程度の、軽めの運動がお勧めだ。

創造的な仕事は朝がお勧め

十分な睡眠がとれた後、午前中は頭がスッキリとしていて考えがまとまりやすい、という感覚は、多くの人が感じているのではないだろうか。作家の方々など、創造的な仕事をしている人へのインタビュー記事などを読むと、午前中に仕事がはかどる、といった意味のことを述べている方が多い。脳科学の観点から見ても、直観を得るためには朝に作業した方が良いと言える。

なぜなら、睡眠は「脳のメンテナンス」であり、十分な睡眠をとって朝起きた時は、老廃物も排出され、エネルギーやタンパク質も補充されてニューロンは生き生きした状態にあるからだ。

記憶の定着は夜間睡眠時、特にノンレム睡眠のうち徐波睡眠と言われる深い睡眠において行われ、記憶の編集作業は主にレム睡眠の中で行われている。この時働いているのは、脳を広く結びつける分散系であった。つまり、朝起床時には脳の広い領域に蓄積されたいくつもの記憶にアクセスしたりつなぎ換えたりといった作業を行った直後であり、それらが意識に上ってくる確率が高いのである。時間が経てば、意識の水面上に現れかけた新たな記憶どうしのつながりが、再び水面下に沈んでいってしまうことになる。直観が求められるような仕事は、できれば朝のうちに取り組もう。

ただし、たとえ朝に作業をしても、寝不足の状態であれば、当然ながら効率は上がらない。特に直観を得るためには、睡眠を十分にとっていることが前提となる。睡眠の重要性はいくら強調してもしすぎることはないので、少し具体的に見ていこう。

睡眠時には、先ほどの記憶の定着・編集作業のほか、老廃物や変性して不良品となったタンパク質の排泄、そして脳の維持に必要なタンパク質の合成などが行われている。「記憶はタンパク質でできている」というお話をしたが、この記憶に関わるタンパク質の合成も、主にニューロンの多くが休息する夜間睡眠時に行われている。細胞としてのニューロンを維持していくためのタンパク質や、複雑な細胞形態を維持し、エネルギーを調達するための酵素など、実はその多くをグリア細胞からの輸入に頼っているのである。ニューロンが電気的に活発に働いている昼間覚醒時には、グリア細胞からの物質供給が行われないために、ニューロンが電気的に沈静化した睡眠時に効率的な物質の輸送が可能になるのだ。

また、合成されたタンパク質は全て細胞内の小胞体という場所で適切に折りたたまれることによってきちんと働くことができるのだが、睡眠不足だと小胞体がうまく働かず、タンパク質の折りたたみがうまくいかなくなってしまう。その結果、不良品タンパク質が溜まって正常な脳機能を阻害して、記憶したり思考したりといった働きを邪魔してしまうことになる。

さらに、グリア細胞によって行われる脳内老廃物排出も、夜間睡眠時に活性化することが知られている。このシステムが働かないと、脳内には古くなり異常な折りたたみになった不良品タンパクが凝集・蓄積しやすくなり、特にアミロイドβやタウタンパクの蓄積は、直接アルツハイマー病の危険因子となってしまう。

こういった劣化タンパクなどの老廃物蓄積は、マイクログリアという免疫系に属するグリア細胞を刺激して慢性炎症の原因にもなり、ニューロンの細胞死を促進することにもなる。

つまり、脳のメンテナンスをするグリア細胞に思う存分働いてもらうためには、睡眠が欠かせないということなのである。そして、十分な睡眠をとった朝は、無意識の中に蓄積された記憶が意識上に現れる可能性が高く、またメンテナンスが完了して脳が最も働きやすい状態になっている。朝の目覚めた直後の時間こそ、広い範囲の脳をフルに活用して直観を引き出す絶好の機会なのである。

眠りの質にはこだわらない

これほど重要な睡眠であるが、日本では以前から「睡眠時間を削って働くことは美徳」という風潮があり、概して軽んじられてきた感がある。最近ではその重要性が認識されつつあるのだが、一方で「眠りたいのに眠れない」「十分な睡眠がとれない」といった不眠症を訴える人が5人に1人とも言われている。

実際に考えてみれば、睡眠ほど意識してコントロールするのが難しい健康法はないだろう。「さあ、眠るぞ」と床についても、眠れないというのはよくあることだ。不安なことや気になることがあれば、それが頭の中をグルグルしてしまうし、体調や身体の痛みなども影響する。眠れても細切れで、頻回に目覚めてしまうという人も多いことだろう。また、そもそも夜も仕事があるという人も多く、うまくリズムが取れている時は良いが、日中の勤務と夜間勤務が不規則につながれば、疲れているのに眠れない、あるいは逆に仕事中でも眠くてしようがない、ということも大いにあり得る。

そうした中で、睡眠の指南書では「睡眠の質」が大事であると強調されることが多い。もちろん寝室の環境に気を配り、寝具を工夫し、眠りに入る時間を上手に過ごすことによって睡眠の質は向上するだろうし、できるならそれに越したことはない。しかし、理想通りの環境を準備するのは簡単ではないし、逆に「良質な睡眠」でなければいけない、というストレスにつながってしまうこともありそうだ。

睡眠の質を医学的に知るには、睡眠中の脳波検査、眼球運動の評価、心電図、動脈血の酸素飽和度（酸素がきちんと取り込まれているかどうか）などを測定して、睡眠の深さ、睡眠周期などを判定していくことになる。かなり手間のかかる検査であり、当然ながら一晩でその人の睡眠パターンが全てつかめるわけでもない。多くの被検者を集めてデータを取ることが困難であり、そういった被検者をたくさん集めて、その後10年、20年という時を経て、その効果を確かめるのが非常に困難であることは想像がつく。

実際に医学論文で主に用いられているのが、ピッツバーグ睡眠質問票と呼ばれるアンケート形式の指標である。しかし、睡眠の自己評価は難しく、実際に眠っている時間でも「眠れていない」と判断したり、逆に睡眠時間を長く申請したりしてしまうことも珍しくない。

つまり、睡眠と脳の働きに関する研究は非常に難しいのである。実際のところ、睡眠時間と認知機能の関連に関しては多くの研究結果があり、睡眠時間は短くても長すぎても認知機能低下と関わっていることが示されている。理想的な睡眠時間は7時間であり、それ以下でも以上でも認知機能が低下する。一方で、睡眠の質は数値化することが難しく、今わかっていることは健常者と比べて、軽度認知機能低下の患者やアルツハイマー病の患者において、睡眠の質の低下（入眠障害、睡眠周期の乱れなど）が有意に高頻度だということだけである。つまり、睡眠の質の低下が、認知機能の低下の原因なのか結果なのかがわからないということだ。

したがって、睡眠の質を高めるに越したことはないものの、それにはあまりこだわらないことをお勧めしたい。静かな暗い部屋で、眼を閉じて身体を横たえる、それだけは十分な時間を確保しよう。視覚情報、聴覚情報、そして身体の筋肉から上がってくる深部感覚がなくなることで、脳は非常にリラックスした状態になる。疲れていればそれだけで眠りに入れるだろうし、もし眠れなくても、脳のメンテナンスはある程度可能になるのである。

良質な睡眠を確保するために「早く眠らなくては」と考えることは、かえってストレスとなって眠りを遠ざけることになるし、余計な不安感が大きくなってしまう。どうしても悪いことが頭の中をグルグルめぐってしまうこともある。

まずは目をつぶり、静かな環境で、身体を横たえること。それだけでいいので、できれば7時間の脳の休息を確保しよう。

あせらず、ゆっくりと進もう

ここまで見てきたように、直観というものは長年の経験知による記憶のネットワークをつなげることによって得られるため、その発現に時間がかかると考えた方が良い。つまり、何か決めようとしても、直観が降りてくるのを待つとなかなか物事を決められないということになってしまう。果たしてそれでいいのだろうか？

「優柔不断」という言葉をネットで調べてみると、〝優柔不断とは、物事の判断がなかなかできず、迷ってばかりいることを意味する四字熟語である。「煮え切らない」「不決断」「ためらい」とも言い換えることができる。また、対義語として、決断力があることを意味する「積極果断」がある〟と出てくる。

この記述だけを見れば、優柔不断にはいいことは何もなく、昔で言えば「だらしない男」の代名詞のようにも聞こえてしまう。

しかし、本当に「積極果断」がいいのだろうか？「優柔不断」は良くないのであろうか？

私自身、どちらかというと決断力がない方で、なかなか決められずにぐずぐずしていることが多く、即断即決できる人をうらやましく思ったものだ。しかし今振り返ってみれば、「優柔不断」の行動パターンで良かったとも思うのである。

何かを即決してしまうというのは、まさに集中系しか使っていない判断であり、実はあまり好ましくない判断となってしまう可能性がある。分散系を全く使わずに決断してしまうことの危うさは見てきた通りだ。

「早く答えを知りたい」「早く決めなければ」という顕在意識での思いが強いと、情動に強く後押しされた判断になり、優れた意思決定にはつながらないだろう。分散系によってゆっくりと形成されるはずの直観に対して「早く、早く」の意識が働くと、脳を広く使うことができずに危うい判断につながってしまうかもしれないのである。決める前に、できるだけ分散系を活性化するようにしたい。

「優柔不断」の利点を示す例として、キューバ危機におけるジョン・F・ケネディ大統領の懊悩《おうのう》を挙げてみたい。これは、冷戦下の1962年、キューバにソ連の核ミサイル基地が建設されていることが発見されて、米国がその対応で揺れた13日間の出来事である。

先制攻撃によるキューバの核基地破壊を主張する軍部や、高圧的態度を崩さないフルシチョフ。アメリカ国民を救うには武力行使しかないのか？　緊迫した状況の中、ケネディは外交をこなし、日曜日には教会のミサに出席したりしていた。大統領執務室を出て環境を変え、この問題と直接関係のない人々との会話をこなし、「キューバ空爆」という選択肢が自分の意味記憶ネットワークに無理なく落とし込める選択肢なのか、ギリギリの確認作業を続けたのである。

そして、答えは「否」であった。ケネディはトルコに配備していた、ソ連を射程に収めるミサイルの撤去を決断する。実は、フルシチョフも核攻撃が何をもたらすかについて十分に理解しており、キューバからの核ミサイル撤去で応え、危機は回避された。

もしもケネディが「キューバにソ連の核ミサイル基地発見」というニュースによってもたらされた恐怖の情動と、政権内や軍部から巻き起こる先制攻撃派の意見にのまれて、「積極果断」な集中系主導の決断を行っていたらどうなっていたか。今、我々が見ている景色は全く違ったものになっていたかもしれない。

何か重要なことを決める際には、決めるまでに可能な範囲で時間を使い、かつその後しばらく間を置いておき、自分の中に違和感が生じていないことを確認した方が、良い判断ができる場合が多いのである。時に、優柔不断であるとか、後手に回ったといった批判を受ける可能性はあるが、それはあまり気にしない方が良い。時間経過の中で分散系が働いて、その決断が自分の蓄積した豊富な意味記憶と突き合わせて矛盾がないことを確認することが重要なのである。

そして、一見「優柔不断」な態度こそ、思わぬ記憶どうしが結びつく創造性につながる可能性が高いことを知っておこう。

おわりに

スマホの普及と人工知能（ＡＩ）の進歩によって、人類の知的作業の方法が変わりつつある。膨大な情報がネット上にあふれ、瞬時に検索可能となり、その情報を組み合わせて文章や小説、絵画まで作ることができるようになった。技術的成長によって、ＡＩが人間の知性を超える時が訪れる、ともされている。これまで「知」を積み重ねて人類の文化を築き上げてきた我々の脳が、この先も知の進歩に貢献していくことはできるのだろうか。

ＡＩの時代だからこそ、我々一人一人の人間がどのように脳を使っていくか、という問いかけが重要になる。

そうした中で、これまでの人類の知の進歩が「集中力によってもたらされた」という、誤った認識が広まっていると感じる。人間が労働力として生きるためには集中力こそが最も重要な能力といってもいいのだが、知の進歩において大きな役割を演じたのは、むしろ「集中しない力」であった。これからＡＩが台頭していく時代の中で、ますます「集中しないこと、心のゆとりをもつこと」が知の生産性を高めるだろう。

何かを生み出さなくてはいけない仕事をしている人にとって、集中していない時にこそ無意識の中で脳が広く働いて新しい着想を得る、ということは肌感覚として持っているようだ。ある有名な作家が、随筆の中で「頭の上に雲があって、何もしていない時にそこからアイデアが降ってくる感じ……」と記していた。私は自分の感覚が、思いもしない表現でピタリと言い当てられたことに感銘を受けた記憶がある。ロボット学者の石黒浩も、「飛行機や電車の中で、場所が変わることによる刺激に脳が反応してアイデアが浮かぶ」「自分ではコントロールできない外部からの刺激が一番」といった内容のことを述べていた。

何か着想を得るには、必ずゆとりを持って、リラックスした〝集中しない時間〟が必要だったのである。なぜなら、無意識の中に豊富に蓄えられた体験知をつなぐ分散系のネットワークが働きだすからだ。効果的に分散系を働かせるために、今から個人単位で実践できることを本書では示してきた。

中でも、直観を得るために知覚（五感）を刺激することの有効性について多くのページを割いた。人間の脳は身体と共にあるもので、それこそがスマホやＡＩとの決定的な差だからだ。脳は五感を受け入れ、それに反応して一体として働き、どのように身体を動かしていけばいいか、という点を洗練させるために進化してきたからである。ここではその中でも、本文の中ではあまり触れなかった「味覚」についてもう一度触れておきたい。

味覚の中枢は前頭葉と側頭葉の境目にある「島回」という部位だが、それだけで味覚が生じるわけではなく、５種類ある味覚はそれぞれが重複もあるものの、様々な異なる脳部位を刺激する。それが美味しいと感じるものであれば、報酬系が刺激され直接的な喜びをもたらし、広い範囲の脳が活性化していく。

さらに、味覚は「嚥下《えんげ》」という、人間にとって最も根源的な運動機能につながっている。嚥下運動には、運動や知覚を司る大脳皮質の他、前頭前野眼窩面、島回、視床、大脳基底核、小脳、脳幹といった広範な脳部位が関与しており、異なった味覚は、それぞれが異なった嚥下中枢を刺激し、その部位の血流を増加させることも分かっている。

つまり、いろいろな食材をバランスよく食べることは、栄養という点のみならず、脳を広く活性化するという点でも優れた生活習慣と言えるだろう。味覚は喜びの回路を活性化するばかりでなく、嚥下運動をつかさどる広い範囲の脳を活性化することによって直観につながっていくのである。美味しいと感じるためには、ゆとりをもってリラックスして食事をすることが必要だ。

液晶画面から離れて、五感を刺激してくれる本物と向き合おう。画面の中の情報は、至近距離で見ることはできないし、匂わないし、触れられない。つまり五感を刺激しないのである。特に、スマホの小さな画面は、私たちに集中力を強いることになるため、直観に必要な分散系が抑制されてしまう。

技術や文化は、人間が喜ぶためにある。生身の身体を持たないＡＩがどんなに発達しようとも、人間を喜ばせる新たな「知」を生み出すことはできないはずだ。私たちが自分の五感を大切にしながら日々を過ごすことで、活性化する脳部位は分散し、脳はその実力を最大限発揮してくれる。技術や文化の方向性を決め、進化させていくのは、やはり人間の脳なのである。

無意識の中で大きな働きをしている私たちの脳は、私たちの知っている世界のはるか先へ行っている。AIを頼れる部下として活用しながら、その上司である人間が脳を上手に使い、多くの人々が喜びにあふれた生活を送れるような未来を期待したい。

そして最後に、本書を執筆するにあたり常に的確なアドバイスをいただいた朝日新聞出版の飯塚大和さんはじめ、多くの関係者のみなさまに深く感謝申し上げます。

岩立康男　いわだて・やすお
1957年東京都生まれ。千葉大学脳神経外科学元教授、現在は東千葉メディカルセンター・センター長。千葉大学医学部卒業後、脳神経外科の臨床と研究を行う。脳腫瘍の治療法や脳細胞ネットワークなどに関する論文多数。2017年には、脳腫瘍細胞の治療抵抗性獲得に関する論文で米国脳神経外科学会の腫瘍部門年間最高賞を受賞。主な著書に『忘れる脳力』(朝日新書)がある。

朝日新書
948

直観脳《ちょっかんのう》

脳科学がつきとめた「ひらめき」「判断力」の強化法

2024年3月30日第1刷発行

著者　岩立康男

発行者　宇都宮健太朗
カバーデザイン　アンスガー・フォルマー　田嶋佳子
印刷所　TOPPAN株式会社
発行所　朝日新聞出版
〒104-8011　東京都中央区築地5-3-2
電話　03-5541-8832（編集）
　　　03-5540-7793（販売）

Published in Japan by Asahi Shimbun Publications Inc.
ISBN 978-4-02-295260-8
定価はカバーに表示してあります。

落丁・乱丁の場合は弊社業務部(電話03-5540-7800)へご連絡ください。
送料弊社負担にてお取り替えいたします。

発達「障害」でなくなる日
朝日新聞取材班
こだわりが強い、コミュニケーションが苦手といった発達障害の特性は本当に「障害」なのか。学校や会社、人間関係などに困難を感じる人々の事例を通し、当事者の生きづらさが消える新しい捉え方、接し方を探る。「朝日新聞」大反響連載を書籍化。

藤原氏の1300年
超名門一族で読み解く日本史
京谷一樹
摂関政治によって栄華を極めた藤原氏は、一族の「ブランド」を最大限に生かし続け、武士の世も、激動の近現代も生き抜いた。大化の改新の中臣鎌足から昭和の内閣総理大臣・近衛文麿までの90人を取り上げ、名門一族の華麗なる物語をひもとく。

台湾有事　日本の選択
田岡俊次
台湾有事——本当の危機が迫っている。米中対立のリアル、思考停止する日本政府の実態、日本がこうむる人的・経済的損害の実相。選択を間違えたら日本は壊滅する。安保政策が歴史的大転換を遂げた今、老練の軍事ジャーナリストによる渾身の警告！

どろどろの聖人伝
清涼院流水
サンタクロースってどんな人だったの？　12使徒の生涯とは？　キリスト教の聖人は、意外にも2000人以上存在します。そのなかから、有名な聖人を取り上げ、その物語をご紹介。聖人伝を通して、日本とは異なる文化を楽しんでいただけることでしょう。

一億三千万人のための『歎異抄』
高橋源一郎
戦乱と飢饉の中世、弟子の唯円が聞き取った親鸞の『歎異抄』。救い、悪、他力の教えに、西田幾多郎、司馬遼太郎、梅原猛、吉本隆明は魅了され、著者も10年近く読みこんだ。『歎異抄』は親鸞の『君たちはどう生きるか』なのだ。今の言葉で伝えるみごとな翻訳。

朝日新書

老後をやめる
自律神経を整えて生涯現役

小林弘幸

定年を迎えると付き合う人も変わり、仕事という日常もなくなる。環境の大きな変化は自律神経が大きく乱れ「老い」を加速させる可能性があります。いつまでも現役でいるためには老後なんて区切りは不要。人生を楽しむのに年齢の壁なんてない！　名医が説く超高齢社会に効く心と体の整え方。

限界分譲地
繰り返される野放図な商法と開発秘話

吉川祐介

全国で急増する放棄分譲地「限界ニュータウン」売買の驚愕の手口を明らかにする。高度成長期からバブル期にかけて「超郊外住宅」が乱造された経緯に迫り、原野商法やリゾートマンションの諸問題も取り上げ、時流に翻弄される不動産ビジネスへの警鐘を鳴らす。

老いの失敗学
80歳からの人生をそれなりに楽しむ

畑村洋太郎

「老い」と「失敗」には共通点がある。長らく「失敗」を研究してきた「失敗学」の専門家が、80歳を超えて直面した現実を見つめながら実践する、「老い」に振り回されない生き方とは。老いへの対処に生かすことができる失敗学の知見を紹介。

オホーツク核要塞
歴史と衛星画像で読み解くロシアの極東軍事戦略

小泉　悠

超人気軍事研究家が、ロシアによる北方領土を含めたオホーツク海における軍事戦略を論じる。この地で進む原子力潜水艦配備の脅威を明らかにし、終わりの見えないウクライナ戦争との関連を指摘し、日本の安全保障政策はどうあるべきか提言する。

人類の終着点
戦争・AI・ヒューマニティの未来

エマニュエル・トッド
マルクス・ガブリエル
フランシス・フクヤマ ほか

各地で頻発する戦争により、世界は「暗い過去」へと逆戻りした。一方で、飛躍的な進化を遂げたAIは、ビッグテックという新たな権力者と結託し、自由社会を脅かす。今後の人類が直面する「歴史の新たな局面」を、世界最高の知性とともに予測する。

ルポ 出稼ぎ日本人風俗嬢

松岡かすみ

性風俗業で海外に出稼ぎに行く日本女性が増えている。本書は出稼ぎ女性たちの暮らしや仕事内容を徹底取材。なぜリスクを冒して海外で身体を売るのか。貧しくなったこの国で生きていくとはどういうことか。比類なきルポ。

パラサイト難婚社会

山田昌弘

個人化の時代における「結婚・未婚・離婚」は何を意味するか？3組に1組が離婚し、60歳の3分の1がパートナーを持たず、男性の生涯未婚率が3割に届こうとする日本社会はどこへ向かうのか？　家族社会学の第一人者が課題に挑む、リアルな提言書。

財務3表一体理解法「管理会計」編

國貞克則

「財務3表」の考え方で「管理会計」を読み解くと、どうなるか。原価計算や損益分岐などお馴染みの会計テーマが独特の視点で解説されていく。経営目線からの投資評価や事業再生の分析は「実践活用法」からほぼ踏襲。新しい「会計本」が誕生！

直観脳
脳科学がつきとめた「ひらめき」「判断力」の強化法

岩立康男

最新研究で、直観を導く脳の部位が明らかになった。優れた判断をしたいなら、「集中すること」は厳禁。直観力を高めるためには、むしろ意識を「分散」させることが重要となる。これまであいまいとされてきた直観のメカニズムを、脳の専門医が解説。直観を駆使し、「創造力」を発揮するための実践的な思考法も紹介する。

宇宙する頭脳
物理学者は世界をどう眺めているのか?

須藤 靖

宇宙物理学者、それは難解な謎に挑み続ける探求者である。奇人か変人か、しかしてその実態は。宇宙の外側には何があるか、並行宇宙はどこに存在するか? 答えのない謎に挑む彼らの頭の中から科学的なものの見方まで、物理学者のユニークな思考法を大公開! 筆者渾身の文末注も必読。

民主主義の危機
AI・戦争・災害・パンデミック――世界の知性が語る地球規模の未来予測

大野和基/聞き手・訳

中東での衝突やウクライナ戦争、ポピュリズムのさらなる台頭が世界各地に危機を拡散している。社会の変容は未来をどう変えるのか。今、最も注目される知性の言葉からヒントを探る。I・ブレマー、F・フクヤマ、J・ナイ、S・アイエンガー、D・アセモグルほか。